防治高血压的降压食疗方

主编 郭 力 王 毅

编 者（按姓氏笔画排序）：

于 涛 王红微 刘艳君 齐丽娜

孙石春 李 东 何 影 张 彤

张 楠

中国协和医科大学出版社

图书在版编目（CIP）数据

防治高血压的降压食疗方／郭力，王毅主编．—北京：中国协和医科大学出版社，2017.9

ISBN 978-7-5679-0598-6

Ⅰ.①防… Ⅱ.①郭… ②王… Ⅲ.①高血压-食物疗法-食谱 Ⅳ.①R247.1 ②TS972.161

中国版本图书馆 CIP 数据核字（2017）第 093542 号

常见慢性病防治食疗方系列丛书

防治高血压的降压食疗方

主　　编：郭　力　王　毅
策划编辑：吴桂梅
责任编辑：李　宜

出版发行：**中国协和医科大学出版社**
　　　　　（北京东单三条九号　邮编 100730　电话 65260431）
网　　址：www.pumcp.com
经　　销：新华书店总店北京发行所
印　　刷：中煤（北京）印务有限公司

开　　本：710×1000　1/16 开
印　　张：11
字　　数：180 千字
版　　次：2017 年 9 月第 1 版
印　　次：2017 年 9 月第 1 次印刷
定　　价：36.00 元

ISBN 978-7-5679-0598-6

前　言

高血压病是严重威胁人们健康和生命的常见病、多发病，早期没有特别明显的症状，但随着病情在缓慢的进程中不断发展，可引起许多严重的并发症，如心力衰竭、脑卒中、心肌梗死等，所以也称为"沉默的杀手"。由于其致病原因复杂，目前国内外尚无根治的成功办法。但是，高血压病也并非不治之症，医学研究发现，我们日常生活中经常食用的一些蔬菜、瓜果、谷物等，都有很好的降压作用，长期食用会取得意想不到的治疗效果。

如果能巧妙地将有降压作用的蔬菜瓜果，经科学搭配和烹制，制成一道道香甜可口的美味佳肴，就能够使高血压病患者在享用美食的同时，又能起到食疗的效果。而且，通过持久的饮食调养，可逐步改善患者的血管功能，增强心肌收缩力，提高动脉管壁的张力和弹性，使血压稳定在一个正常的水平。然而，食疗方法大多为医生所掌握，寻常百姓对各种疾病的食疗知识了解甚少。因此，尽快普及营养科学知识，及时指导人们建立健康、文明、科学的生活方式是当务之急，本书就是为此而编写的。

本书详细地介绍了高血压病的基础知识和患者的饮食原则，科学系统地介绍了高血压病患者适宜食用的粥、羹、菜肴、汤、汁以及茶饮方等食用方。对每一个饮食方的原料、制作、用法、功效都做了详细的阐述，并配有精美的图片，既见效，又安全。

本书融知识性、实用性、科学性和趣味性为一体，为高血压的防治提供了行之有效的思维方法和食疗防治知识。

本书作为家庭常用书籍适用于所有关注自身健康的人群。

由于编者水平有限，书中难免存在疏漏或未尽之处，恳请广大读者批评指正。

编者
2017 年 8 月

目　录

第一章　高血压病的基础知识

第一节　什么是高血压病

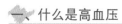 什么是高血压

什么是血压？血压是血液在血管内流动时，作用于血管壁的压力，它是推动血液在血管内流动的动力。由于血管分动脉、毛细血管和静脉，所以，也就有动脉血压、毛细血管压和静脉血压。日常生活中测量的血压是动脉血压，也就是从大动脉（如肱动脉）上测得的血压值。

动脉血压又分为收缩压和舒张压。当心室收缩时，血液从心室流入动脉所产生的压力称为收缩压，此时血液对动脉的压力最大，因此也叫作"高压"；而当心室舒张时，动脉血管会产生弹性回缩，此时血液在体内的流动速度减慢，对血管壁的压力降低，血压也随之下降，此时的压力称为舒张压，也叫作"低压"。

国际上血压的计量单位是千帕（kPa）和毫米汞柱（mmHg）。千帕的计数方法误差大，影响数量的准确性，科研中主要使用毫米汞柱。我们也习惯用毫米汞柱来计量血压。千帕和毫米汞柱的换算标准是：1 千帕 = 7.5 毫米汞柱，1 毫米汞柱 = 0.133 千帕。

目前，我国采用的是 1999 年世界卫生组织（WHO）和国际高血压学会推荐的高血压诊断标准，具体规定如下：在未服降压药的情况下，非同日 3 次测量上臂血压，收缩压≥140 毫米汞柱和（或）舒张压≥90 毫米汞柱，即为高血压。

收缩压为 130~139 毫米汞柱，舒张压为 85~89 毫米汞柱，为正常高值。正常高值是指处于正常血压与高血压之间的一种状态，一旦高于正常高值，就成为高血压。

诊断高血压时中，必须多次测量血压，至少有连续三次收缩压或舒张压的平均值超过 140 毫米汞柱或 90 毫米汞柱，才能确诊为高血压，仅一次血压升高不能确诊。

二 高血压病的常见症状

高血压病的症状较为复杂，往往因人而异。高血压病早期多无症状或者症状不明显，一般在体格检查或由于其他原因测血压时发现。有些人血压不太高，症状却很明显，而有些人血压虽然很高，但症状不明显。常见的症状有：

1. 头痛

头痛是高血压病最常见的症状。高血压头痛有以下几个特点：疼痛部位通常在后脑部，或两侧太阳穴部位；痛状呈跳动性，程度较为厉害，颈后部可有搏动的感觉。

有的患者也可以出现头部的沉重感或者是压迫感。这种症状在早晨起床之后较

为明显，在洗脸或者吃完早饭之后会有一些缓解，剧烈运动时又会加重。

2. 头晕

头晕也是高血压病的常见症状。有的人经常头晕失眠，到医院检查之后才发现是高血压。高血压病患者感觉头晕，脑子里面嗡嗡响，还会出现失眠、焦虑、烦躁，无法集中注意力。

3. 心悸

心悸，就是患者心中发慌、感觉心脏跳动不安的一种症状。心悸分为两种，一是由于外部环境的刺激所引起的心慌、心跳叫"惊悸"；二是由于内部因素如气血不足所引起的叫"怔忡"。惊悸在高血压初期较为常见。

4. 烦躁、心慌、失眠

大多数高血压病患者性情较为急躁，遇事容易激动。有的患者早期出现睡眠障碍，但不一定在一次就诊时就发现血压不正常，需多次反复测量才能确定。睡眠障碍包括3种情况：①入睡困难，早醒，多梦，梦幻等；②睡眠时对周围环境的微小刺激特别敏感，如光亮、声响、睡眠环境改变等；③有时似睡非睡，达不到真正的休息效果。

5. 手脚麻木

有一些高血压病患者，常会有手指麻木和僵硬感，也有的在手臂皮肤上出现如蚂蚁爬行的感觉，或双下肢对寒冷特别敏感，走路时腿部疼痛明显。部分患者由于颈背肌肉酸痛、紧张，常被误诊为肌肉劳损、风湿痛等。这些现象的存在，是因为血管收缩或动脉硬化，肢体或肌肉供血不足而致。

6. 注意力不集中，记忆力减退

早期多数不明显，但随着病情发展而逐渐加重，主要表现为注意力容易分散，不能集中；记忆力减退，很难记住近期发生的事情，而远期记忆力不受影响。

7. 健忘、耳鸣

高血压引起的耳鸣通常是双耳耳鸣，持续时间比较长。高血压病患者过了初期之后，很可能会出现健忘、耳鸣的状况。记忆力衰退，耳朵里面出现响声。这些状况一方面是高血压、血管硬化、脑部供血不足引起的，另一方面可能与神经衰弱有关。

8. 肾脏病变

长期高血压可导致肾小动脉硬化，还可出现尿频、蛋白尿等症状。

9. 出血

其中以鼻出血较为多见，其次是眼底出血、结膜出血、脑出血。

10. 肌肉酸痛

很多高血压病患者会出现颈部、背部肌肉酸痛紧张，无法舒展的情况，还会经常被误诊为神经炎、风湿痛等等。这些症状都是由于血管收缩或者动脉硬化导致的。

三、高血压的分类

1. 按病因分类

（1）原发性高血压：其发病机制还不完全明了，主要在排除了其他疾病导致的高血压后才能诊断为原发性高血压。原发性高血压也叫高血压，约有90%的高血压病患者归属于此类。

（2）继发性高血压：是指继发于其他疾病或原因的高血压，血压升高仅是这些疾病的一个临床表现。继发性高血压也是指有着明确病因的高血压。引起继发性高血压常见的原因有：肾脏病变、大血管病变、妊娠高血压综合征、内分泌性病变、脑部疾患和药源性因素。

2. 按病程的缓急和病情发展情况分类

（1）缓进型高血压：其突出特点是病情进展缓慢，血压升高慢，且波动范围不大。一般情况收缩压小于180毫米汞柱，舒张压小于120毫米汞柱。缓进型高血压早期多无症状，偶尔体检时发现血压增高，或在精神紧张、情绪激动或劳累过后有头晕、头痛、眼花、耳鸣、失眠、乏力、注意力不集中等症状，可能是高级精神功能失调所致。不过缓进型高血压的病程很长，对于心、脑、肾的损害是一个缓慢的过程，短期内不会引起严重的并发症，可以通过一两种降压药物控制血压到正常范围。缓进型高血压也被称为良性高血压。

（2）急进型高血压：其突出特点是病情进展急骤，属于高血压急症的范围。少数高血压病患者在疾病发展过程中或在某些因素作用下，短期内病情急剧恶化，血压明显升高。一般情况下收缩压会超过200毫米汞柱，舒张压超过120毫米汞柱。急进型高血压不仅会引起严重的头痛、头晕、视物模糊甚至失明，还会引起心、脑、肾的严重并发症。急进型高血压也被称为恶性高血压。

3. 按病患的年龄分类

（1）儿童高血压：主要是由于遗传因素、肥胖、高盐饮食、饮酒吸烟和噪声污染等原因引起的，而且多表现为继发性高血压。

（2）更年期高血压：最主要是由于脾气暴躁导致体内肾上腺素等分泌过多引起的，同时也与不良饮食习惯有一定关系。

（3）老年人高血压：比较普遍，发病率达到40%~45%。老年人高血压在临床上的表现为血压波动较大，特别是收缩压，高峰值在早上6点到晚上10点，容易发生直立性（也称体位性）低血压，要避免在短时间内大幅降压，以免发生心力衰竭，合并其他的慢性病。

四、高血压的水平分类

根据我国 2010 年《中国高血压防治指南（修订版）》规定的血压水平分类和定义，详见表 1-1。

表 1-1　血压水平分类和定义

分类	收缩压（mmHg）		舒张压（mmHg）
正常血压	<120	和	<80
正常高值	120~139	和（或）	80~89
高血压	≥140	和（或）	≥90
1 级高血压（轻度）	140~159	和（或）	90~99
2 级高血压（中度）	160~179	和（或）	100~109
3 级高血压（重度）	≥180	和（或）	≥110
单纯收缩期高血压	≥140	和	<90

注：当收缩压和舒张压分属于不同级别时，以较高的分级为准

五、高血压的危险分层

高血压按心血管风险分层，根据血压水平、心血管危险因素、靶器官损害、临床并发症和糖尿病，分为低危、中危、高危和很高危 4 个层次。

表 1-2　高血压患者心血管风险水平分层

其他危险因素和病史	血压（mmHg）		
	1 级高血压	2 级高血压	3 级高血压
无	低危	中危	高危
1~2 个其他危险因素	中危	中危	很高危
≥3 个其他危险因素，或靶器官损害	高危	高危	很高危
临床并发症或合并糖尿病	很高危	很高危	很高危

注：3 级高血压伴 1 项及以上危险因素；合并糖尿病；临床心、脑血管病或慢性肾脏疾病等并发症，属于心血管风险很高危患者。

六、高血压的易患人群

高血压和其他病症一样，也有易发人群，见表1-3。

表1-3　高血压的易患人群

高血压的易患人群	致病因素
吸烟的人	香烟是健康的敌人，科学家通过调查发现，吸烟不仅可以引起肺癌、慢性支气管炎等呼吸系统的疾病，而且也是高血压、脑卒中、冠心病的主要危险因素。烟雾中含有一氧化碳、尼古丁等有害物质，吸入人体之后，会引起动脉内膜损伤和动脉粥样硬化，另外还会增加血液的黏稠度和血流阻力，从而使血压升高
有高血压家族史的人	遗传基因被认为是引发高血压的一个重要原因，现代研究表明，在高血压患病因素中，遗传因素约占30%。有高血压家族史的人，又有不良嗜好或受不良的刺激，容易发生高血压。调查表明，双亲若一方有高血压，则子女患病率会高出1.5倍；双方都有高血压，则子女患病率会高出2~3倍，约60%的高血压病患者有家族史
超重和肥胖的人	衡量一个人的体重是否合适的标准之一是体重指数。体重指数是通过体重除以身高的平方计算出来的。正常情况下，中年男性为21~24.5，中年女性为21~25 超重和肥胖是高血压发病的重要因素。通过体质指数（BMI）我们可以更好地控制高血压。据调查，体重指数每增加1，则5年内确诊的高血压病患者数增高9%。随着生活水平的提高，中国人群的平均体重均值以及超重率有着逐渐增高的趋势 还有一个指标就是腰围。如果一个男性的腰围超过了90厘米，女性的腰围超过了85厘米，再加上体重也超过正常范围，那么他患高血压的概率要比那些指标都正常的人高一些
经常大量饮酒的人	研究表明，大量饮酒会使血压升高，同时使冠心病、中风的发病率和死亡率增加。例如，过度饮酒很可能导致血管严重痉挛，从而引发急性心肌缺血。因此，提醒大家，千万不要大量饮酒

续　表

高血压的易患人群	致病因素
压力过大的人	精神压力是高血压的一大诱因。一个人长期处于精神紧张状态或常受精神刺激或性格急躁等，都容易引起高血压的发生或者血压波动。长期精神紧张的情况主要有两种，一种是用脑过度造成的紧张，如脑力劳动者；另一种是因为职业关系需要高度集中注意力，如司机。轻松快乐地生活、发展有益身心的爱好，营造和谐舒畅的生活环境，有助于维持正常的血压
中老年人	通常情况下，血压会随年龄增长而升高。随着年龄的增长，大动脉血管弹性变差，因而收缩压随之增高；持久的高血压又会使动脉壁损伤和变化，加重动脉硬化，二者互为因果关系，因此老年人容易发生高血压
有不良饮食习惯的人	研究表明，膳食中平均每人每天摄入食盐每增加2克，收缩压和舒张压分别增高2.9毫米汞柱和1.2毫米汞柱。此外，膳食中含钙量不足也可使血压升高，而且当膳食中钙含量较低时，可能促进钠升高血压的作用。有调查显示，平均每人每天摄入动物蛋白质热量每增加1个百分比，高压以及低压可分别降低0.9毫米汞柱和0.7毫米汞柱。因此在生活中，饮食宜清淡，同时要摄入足量的钙和适量的动物蛋白质

七、高血压的危害

　　高血压病为最常见的心血管疾病，不仅患病率高，而且可引起严重的心、脑、肾等并发症，是脑卒中、冠心病的主要危险因素。高血压对心、脑以及肾靶器官的危害性，可概括为大心、小肾以及脑卒中，大心即左心室肥厚和心脏扩大，小肾是肾萎缩，脑卒中是脑出血和脑血栓等。根据我国对于高血压致死原因的研究，发现74%死于脑循环障碍，22%死于心功能不全，4%死于肾功能不全。因此，高血压病的心脑血管并发症，目前已成为威胁我国居民生命的头号杀手。

　　高血压病并发的脑损伤，包括脑出血、脑血栓以及脑供血不全，是我国高血压病患者致死、致残的主要原因。根据相关报道，现在脑卒中（中风）患者500余万，与高血压相关的一种危急情况为高血压脑病，它多发生于急进型或者恶性高血压等血压急剧严重增高时，常见的临床表现有剧烈头痛、意识模糊以及嗜睡，多伴有恶心、呕吐，视力障碍等。

高血压病为冠心病最重要的危险因素之一，与正常人比，它使冠心病发病的危险性增加 5 倍。法国的一项研究结果显示，老年高血压病患者发生冠心病的比例，比正常血压的老年人高 3 倍以上。据国内相关报道，我国现有心肌梗死患者 200 余万，现有冠心病患者 1000 余万，这是一种非常严峻的潜在性危害。高血压时，心脏排血时所遇到的阻力增加，心脏工作的负荷加重，承担向全身动脉系统喷射血液的左心室肌肉即会代偿性增厚，以加强收缩力量，用以克服加大的阻力，时间长了，就会出现左心室肥厚。高血压病患者，左心室肥厚一旦出现，急性心肌梗死和猝死的风险会显著增高，无论男性还是女性患者均是如此。若不能及时有效地控制血压和病情的进展，心脏就会由肥厚转为扩张，最终可造成心力衰竭。所以，心力衰竭是高血压病的严重并发症，其 5 年存活率只有 60%。

长期血压升高，可引起负责供应肾脏血液的肾小动脉硬化，使得可正常工作的肾脏组织越来越少，最终造成肾脏萎缩和肾衰竭。衰竭的肾脏，不能有效地排出体内的代谢产物和有毒、有害物质，结果就会出现严重的尿毒症。

高血压病影响人的寿命，尤其是老人的寿命，血压越高，则影响就越明显。有学者报道，对 60~69 岁高血压病患者随访调查发现，收缩压<140 毫米汞柱者则 10 年间的死亡率为 50%，而收缩压>200 毫米汞柱者的死亡率为 88.5%；舒张压<90 毫米汞柱者则 10 年间的死亡率是 9.1%，而舒张压>110 毫米汞柱者的死亡率达 100%。

八、高血压的中医分型

高血压病属于中医"眩晕""头痛""肝风""肝阳"等病的范畴，可出现眩晕、头痛、头胀、心悸、耳鸣、烦躁、腰酸、腿软、失眠、健忘等症状。在诊断上，中医与西医不同，中医多以疾病的主要症候命名，如头痛、眩晕等病名涉及的范围相当于西医称的高血压病。高血压病日久可累及心、脑、肾等脏器，涉及心脏而致的心力衰竭属于中医"喘证""心悸"；当导致心绞痛、心肌梗死等病症时，分属于中医的厥心痛和真心痛，两者总称为"胸痹心痛"；当高血压病累及脑，出现局灶性血栓或出血，中医统称中风。根据病情的不同又分为中经络、中脏腑等证型（中经络者指突然出现半身不遂、口眼歪斜、语言不利、吐字不清等症状，中脏腑者指突然出现神志恍惚、突然晕倒、半身不遂、舌强不语等症状）。

中医学对高血压的辨证分型有多种方式，最常用的是以脏腑、八纲、病因、病机、病名相互结合的分型方式。认为病之本是阴阳失调，病之标是内生之风、痰、瘀。因此，从实用、方便、易于掌握应用的观点出发，将其分为肝阳上亢型、肝肾阴虚型、阴虚阳亢型、阴阳两虚型、痰浊内蕴型、瘀血阻络型、无症状型 7 种证型。

1. 肝阳上亢型

一般见于Ⅰ期高血压病，主要表现为血压值高于正常，头目胀痛，眩晕耳鸣，心烦易怒，面部潮红，口苦口干，失眠多梦，便秘尿赤，舌质红，苔薄黄，脉弦数。

2. 肝肾阴虚型

多见于Ⅱ期高血压病，在Ⅰ期及Ⅲ期高血压病中也可见到，主要表现为血压值高于正常，头晕目眩，头痛，目涩、视物模糊，健忘失眠，耳鸣如蝉，腰膝酸软，咽干口燥，手足心热，遗精盗汗，肢体麻木，舌质干红，苔薄少，脉弦细或细数。

3. 阴虚阳亢型

常见于Ⅱ期高血压病，主要表现为血压高于正常，头痛头晕，目眩耳鸣，劳则加重，失眠多梦、健忘，腰膝酸软，五心烦热，面红口干，心悸易怒，舌质红，苔薄少或薄黄，脉弦细或弦细数。

4. 阴阳两虚型

多见于Ⅲ期高血压病，主要表现为血压明显高于正常，病程相对较长，精神萎靡，头晕目眩，心悸怔忡，动则气急，畏寒肢冷，腰酸腿软，面浮肢肿，夜间尿多，阳痿早泄，失眠多梦，舌质淡，苔薄白，脉弦细无力。

5. 痰浊内蕴型

在Ⅰ期、Ⅱ期和Ⅲ期高血压病中均可见到，患者体形多肥胖，主要表现为血压值高于正常，眩晕、头痛或头重如蒙，胸闷脘痞，体倦多寐，纳呆恶心，时吐痰涎，舌质淡，苔白腻，脉弦滑。

6. 瘀血阻络型

多见于Ⅲ期高血压病，在Ⅰ期、Ⅱ期也可见到，主要表现为血压高于正常，头晕，头痛如针刺，心悸健忘，精神不振，胸闷或痛，四肢麻木，面或唇色紫暗，舌质紫暗或有瘀斑，苔薄少，脉弦涩或有结代。

7. 无症状型

多见于Ⅰ期高血压病，患者自述无明显不适之感觉，仅测血压高于正常，舌质红或淡红，苔薄少或薄白，脉弦细或弦滑。

九、高血压病患者自我生活调理

有人说，得了病一半靠医生，一半靠自己，这话很有道理。尤其是慢性病，自我调理、发挥主观能动性更是不可缺少的重要环节。高血压属于慢性病，患者在日常生活中至少应注意以下几点。

1. 饮食清淡

高血压病患者不宜吃得过咸，因为盐（主要成分是氯化钠）里面含有钠，过多的钠可引起人体内水分滞留，增加血容量，加重心脏负担，使血压升高。因此，高血压病患者原则上都要吃得清淡一些。此外，要多吃蔬菜和易消化食物，尤其是富含钾的食物，少吃富含脂肪的食物，特别是动物脂肪和内脏，以防止发胖和促进动脉粥样硬化。

2. 心情舒畅

俗话讲，"笑一笑，老变少"。实践证明，心情开朗、乐观的人较长寿。高血压病患者应尽量减少情绪波动，这对保持血压相对稳定，减少并发症的发生具有重大意义。

3. 劳逸结合

有劳有逸、动静结合是健康长寿的保证。对于高血压病患者来说，合理休息（包括精神上的休息）是十分重要的。老年人身体内各脏器都已处于不同程度的衰老状态，更应注意休息。尽量争取午休，晚上早一点睡觉。晨起最好能散散步，若能到公园里呼吸一下新鲜空气，打打太极拳或练练气功，对降低血压和保持血压稳定很有好处。

4. 常测血压

家庭最好自备血压计，每天最好早晚各量一次血压，以便根据血压适当调整药物剂量，保持血压相对稳定。一般来说，把血压控制在收缩压为140~150毫米汞柱、舒张压为90毫米汞柱以下，已基本上达到要求。

5. 节食减肥

对于肥胖的高血压病患者，减肥的最好办法是节制饮食，控制热量摄入，特别是要严加控制对动物脂肪的摄入。只要持之以恒，多能把体重降至正常水平。不少高血压病患者通过减肥就能把血压降至正常水平。

6. 坚持服药

有些高血压病患者服药时常常"三天打鱼，两天晒网"，记起来就服一粒降压药，或者有症状时服药，一旦头痛、头胀等症状减轻就停止服药。殊不知这种不正规的治疗方法危害极大，它会造成血压病情的发展，甚至诱发严重并发症。而降压药只能控制血压，一旦停服，血压会再次升高。所以，高血压的治疗必须持之以恒。

如果能做到以上几点，又能听从医生的指导，那么，高血压是完全可以控制的。

第二节　防治高血压的日常饮食

 高血压病患者的饮食原则

1. 减少食盐摄入量

有证据表明，如果能限制盐的摄入量，不仅可使降压药物的剂量减少，还可提高降压药物的疗效，大大减少降压药物的不良反应。因此，无论是预防高血压还是治疗高血压，限盐都是有益的。

钠的过多摄入对老年人心血管和血液黏度十分不利，对高血压病更是一个致病因子。一般患者每日摄盐量应限制在 6 克以内，不要大于此限值，老年人每日摄盐量应限制在 4 克左右，对降低及稳定血压大有裨益。

2. 改善膳食中的钾/钠比（即"K 因子"）

良好的 K 因子应≥3，只有 K 因子保持在 3 以上，才能够使身体各器官、组织发挥良好的功能。研究报告表明，当 K 因子降低到 3 以下，甚至到达 1~1.5 时，高血压病的患病率就大大增加。一般植物的钾/钠比均在 20 以上，K 因子≥10 的食物对高血压病都有较好的防治作用。适当增加膳食中钾的摄入，或者在烹调时用钾盐代替钠盐，以及适当增加新鲜水果的摄入，均能降低血压。

3. 节制饮食

避免进餐过饱，减少甜食，把体重控制在正常范围内。对老年高血压病患者，应依据本人工作及生活情况按标准算出摄入热量的值，再减少 15%~20%。

4. 保证钙的充足

高钙饮食是控制高血压病的有效措施之一。钙有"除钠"作用，可保持血压稳定。高血压病患者每天补充 1000 毫克钙，连用 8 周，就可以使血压明显下降。

5. 避免进食高热量、高脂肪、高胆固醇的"三高"饮食

适当限制饮食中的蛋白质供应量，每天每千克体重蛋白质的供应量应在 1 克以内。可以常吃豆腐及豆制品、豆芽、瘦肉、鱼、鸡等食物，如果无高脂血症，每日可吃 1 个鸡蛋。

6. 忌烟限酒

高血压病患者戒烟可以减少心脑血管并发症的危险因子；严格控制饮酒，如若少量饮用，日饮用量必须在 50 毫升以内，要绝对禁止酗酒。

7. 饮食宜清淡，主食中宜多吃粗粮、杂粮

多吃维生素含量丰富及膳食纤维多的新鲜蔬菜和水果；平时饮茶宜清淡，忌浓

茶、浓咖啡，辛辣调味品少吃。

主食中宜多吃粗粮、杂粮，如糙米、玉米等，少吃精制米、精制面粉；在烹饪中宜选用红糖、蜜糖，少用或不用绵白糖、白砂糖。这样可不断补充机体缺乏的铬，并改善和提高锌/镉比值，阻止动脉粥样硬化及减少镉的积聚，对高血压病的防治十分有益。

8. 科学饮水

合理补充水分，对于高血压病患者来说极其重要。因为水分摄入过少会导致血容量不足、血液浓缩，血液黏稠度增高，容易诱发脑血栓的形成。但也不是喝水越多越好。如果喝水过多，有可能造成水钠潴留，加重心脏、肾脏的负担，会使血压升高。

科学的饮水方法是：每天早晨喝一杯温水，补充一夜的水分蒸发，预防血栓的形成，还能预防便秘；晚上临睡前再喝一杯水，稀释血液。高血压病患者要少量多次饮水，每次不要超过 200 毫升，每天饮水量以 1200~1500 毫升为宜。

 高血压病患者四季饮食原则

1. 春季饮食

（1）宜"省酸增甘，以养脾气"。宜多食银耳、牛奶、山药、木耳、薏米，以清肝养脾；少食或不食生冷食物。

（2）春季干燥，需要补充维生素，适宜多食应季蔬果，如香椿、莴苣等。

2. 夏季饮食

（1）控制膳食中的脂肪及过多的谷类主食摄入。

（2）盐减少到每日 4 克左右。

（3）增加含钾、钙丰富的蔬果和豆制品。

（4）增加鱼类、禽类等富含优质蛋白质且脂肪含量较低的动物性食物。

（5）每天饮 250 克牛奶，每周吃鸡蛋不超过 4 个。

（6）最好不饮白酒，每人每日饮酒量不超过 20 克。

3. 秋季饮食

（1）切忌盲目进补：高血压病患者要结合自身特点以清补平补为主，选择一些既有降压功效，又含丰富营养的食物，如银耳、山药、莲子、燕麦、百合、芹菜等，有助于增强体质。

（2）忌过量进食：秋季饮食要注意适量，不能因为好吃、有营养或爱吃而放纵食欲、大吃大喝。

（3）避免过食油腻：饮食中可以适当多选用高蛋白、低脂肪的禽类、鱼虾类和大豆类制品，其中的不饱和脂肪酸和大豆磷脂既可养生又可降压。

（4）宜食用的蔬果：宜常吃山楂、柚子、苹果、香蕉、猕猴桃、梨、柑橘、柿子、菠萝及西葫芦、胡萝卜、番茄、茄子、冬瓜、萝卜、土豆、藕、洋葱、绿叶蔬菜、海带、紫菜、香菇、木耳等富含钾离子的蔬果，可对抗钠离子升高血压的作用，同时还能生津润燥、益中补气。

（5）多食黑木耳：秋季高血压病患者容易血黏度高，最好常吃黑木耳，黑木耳有降低血黏度、降低血脂的功效，常吃能使血液不黏稠，不易患脑血栓，也不易患冠心病。

4. 冬季饮食

（1）有头昏头晕目眩、口干心烦、面红目赤、耳鸣、腰酸、舌红、脉细数等症状的高血压病患者，属虚热体质，宜选用甲鱼、冬虫夏草、龟板、西洋参、枸杞子、牛膝等补阴药，也可服用龟鳖丸，既有益于降低血压，缓解头晕、目眩、耳鸣等症状，又能增强体质，促进康复。

（2）高血压病患者不可随意服用人参、鹿茸等具有温热、升散特性的补气壮阳药，这样不仅对降血压无益，反而会加重病情。

（3）气虚的高血压病患者切勿服用峻烈的补气壮阳之品，而应以补阴为基础，采用药性平和的补气方剂进行缓补。

（4）若常感胸闷、苔腻不化的高血压病患者，应慎用补药。最好在医生指导下，先服用具有健脾化湿及祛痰等功效的中药调理，待上述症状缓解或基本消失后，再酌情选服补药。

三　高血压特殊人群的饮食原则

1. 老年高血压病患者的饮食原则

（1）控制膳食脂肪：食物脂肪的热能比应控制在25%左右，最高不应超过30%。食用油宜多选用植物油，如：橄榄油、葵花子油、花生油、大豆油、茶花子油等。其他食物也宜选用低饱和脂肪酸、低胆固醇的食物，如蔬菜、水果、全谷食物、鱼、禽、瘦肉及低脂乳等。少吃肥肉及各种动物性油脂，控制动物脑、鱼子等高胆固醇食物的摄入。

（2）控制热能和体重：肥胖是高血压病的危险因素之一。超过正常体重25千克的肥胖者，其收缩压可高于正常人10毫米汞柱，舒张压高7毫米汞柱。所以，控制热能摄入、保持理想体重是防治高血压的重要措施之一。

（3）限盐：有轻度高血压或有高血压病家族史的人，其食盐摄入量最好控制在每日5克以下，对血压较高或合并心衰者摄盐量更应严格限制：每日用盐量以1～2

克为宜。尽量少吃或不吃咸菜、腐乳、酱菜等含盐量高的腌制食品。

（4）保证膳食中钙的摄入充足：据研究报告，每日膳食中摄入钙 800～1000 毫克，可防止血压升高。

（5）多吃富含维生素 C 的食物：多吃一些富含维生素 C 的食物，如蔬菜、水果。在老年高血压病患者中，血液中维生素 C 含量高者，其血压相对较低。

（6）忌吃得过饱：老年人消化机能减退，过饱易引起消化不良。同时，吃得过饱可使膈肌位置上移，影响心肺的正常功能和活动。另外，消化食物需要大量的血液集中到消化道，心脑供血相对减少，极易引发脑卒中。因此，每餐以八分饱为宜。

（7）忌过量饮酒：过量饮酒可使老年高血压病患者的胃黏膜萎缩，容易引起炎症和出血，还容易引起肝硬化。如要饮酒，建议选择葡萄酒，每日不超过 50 克。

2. 妊娠期高血压病患者的饮食原则

（1）控制热能和体重：孕期能量摄取过高可致肥胖，而肥胖是妊娠期高血压病的一个重要危险因素，所以孕期要适当控制饮食的量，不是"能吃就好"地无节制进食，应以孕期正常体重增加为标准调整进食量。

（2）限盐：每天的食盐摄入量应限制在 2 克左右，如果水肿严重，尿量过少，可采用无盐饮食。同时也要限制辛辣食物及调味品的摄入。

（3）控制水分的摄入：每天饮水量不超过 1000 克（包括茶水、汤汁在内）。

（4）增加优质蛋白质：妊娠期高血压病患者尿中排出大量蛋白质会导致血清蛋白偏低，时间一长，会影响胎儿的发育，致胎儿宫内发育迟缓。妊娠期高血压病患者宜每天每千克体重摄入 1.2～1.5 克蛋白质。可选择鱼类、去皮禽类、低脂奶类、豆制品等富含优质蛋白质的食物。

（5）补充足够的钙、镁和锌：牛奶和奶制品含丰富而易吸收的钙质，是补钙的理想食品，低脂或脱脂的奶制品最佳。豆类、绿叶蔬菜含丰富的镁，海产品如鱼、牡蛎等贝壳类及动物内脏含锌丰富。

（6）限制胆固醇的摄入量：怀孕前有高血压史的孕妇应避免食用动物内脏等胆固醇含量较高的食物。

（7）多补充维生素 C：常吃些富含维生素 C 的蔬菜和水果。少吃菠菜等草酸含量较多的蔬菜。

3. 儿童高血压病患者的饮食原则

（1）控制热能和体重：适量控制热能，降低脂肪和胆固醇的摄入，控制体重。

（2）保证充足的优质蛋白质：大豆蛋白可以降低血浆胆固醇浓度，防止高血压的发生、发展。每周进食 2～3 次鱼类、禽类蛋白质，可改善血管弹性和通透性，增加尿钠的排出，从而起到降压作用。此外，脱脂牛奶、酸奶、海鱼类等，对于降压也有一定作用。

（3）增加钙和镁的摄入量：钙的摄入量每天应为800~1500毫克。还应该注意镁和锌的补充。如果使用利尿治疗，可在医生指导下补充镁和锌的制剂。

（4）多吃含钾高的食物：钾的摄入与钠保持在1.5∶1的比例。含钾高的食物有深色蔬菜、豆类、谷类、榛子、腰果、南瓜子、葵花子等。

（5）限盐：限制钠盐的摄入量，采用低盐饮食。每天食盐摄入量限制在2~2.5克（钠摄入量1000毫克左右）。

（6）避免食用高酪胺食物：儿童高血压病患者在治疗时，如果需要服用单胺氧化酶抑制剂，用药期间就要避免食用高酪胺食物，如扁豆、蘑菇、腌鱼肉、酸奶、干酪、葡萄干、香蕉等。

四、高血压合并症人群的饮食原则

1. 高血压合并糖尿病患者的饮食原则

（1）严格控制总热量：按照摄入热量计算，一天中所有食物都要计算热量，包括点心、水果和零食。

（2）适当控制主食量：活动量不大的患者每天应吃主食250~300克；轻体力劳动者每天350~400克；重体力劳动者每天450~550克。主食要轮换食用或混合食用，以提高营养价值。

（3）按规定进食糖类食物：要适量食用蔬菜、奶、粮食、水果、豆制品、硬果类食物等。

（4）食物宜粗：在主食定量的范围内尽量多吃粗杂粮及豆类，蔬菜以绿叶菜为佳，这些食物可有效防治血糖吸收过快，还可降低胆固醇，预防动脉硬化。

（5）不宜大量吃水果：水果易于消化和吸收，而且含有较高的果糖和葡萄糖，因此吃水果后会使血糖迅速升高，对患者不利。

（6）不可大量饮酒：酒精只供热量，不含其他营养，且长期饮用不利肝脏，而且易引起血清甘油三酯的升高。对高血压及糖尿病不利。

2. 高血压合并高脂血症患者的饮食原则

（1）主食以谷类为主粗细搭配：粗粮中可适量增加玉米、莜面、燕麦等成分，保持糖类供热量占总热量的55%以上。

（2）保持热量均衡分配：饥饱适度，不宜偏食，切忌暴饮暴食，改变晚餐丰盛和入睡前吃夜宵的习惯。膳食成分中应含有足够的维生素、矿物质、植物纤维及微量元素。

（3）多吃新鲜蔬菜和瓜果：保证每人每天摄入的新鲜水果及蔬菜达400克以上，

并注意增加深色或绿色蔬菜的比例。

（4）增加豆类食品，提高蛋白质利用率：多吃大蒜、洋葱、山楂、香菇、木耳、大豆制品等降脂食品。以干豆计算，平均每天应摄入 30 克以上，或豆腐干 45 克、豆腐 75~150 克。

（5）食用油以植物油为主：膳食成分中应减少饱和脂肪酸，增加不饱和脂肪酸，使饱和脂肪酸供热量不超过总热量的 10%，单不饱和脂肪酸占总热量的 7%~10%。提高多不饱和脂肪酸与饱和脂肪酸的比值。每人每天用 25~30 克为宜。膳食中胆固醇含量不宜超过 300 毫克/天。

3. 高血压合并心脏病患者的饮食原则

（1）多吃新鲜的蔬菜和水果：可经常食用萝卜、甘蓝、黄瓜、芹菜、卷心菜以及其他对心血管有保护作用的绿叶蔬菜，因为新鲜的绿色蔬菜有利于心肌代谢，改善心肌功能和血液循环，促使胆固醇的排泄，防止高血压的发展。

（2）低盐：食盐过多会加重病情，通常而言，高血压病患者每天摄取盐量最好控制在 4~6 克以下。需要注意的是，在低盐饮食的同时，要增加钾的摄入，钾可以保护心肌细胞，所以可多吃含钾的食品，如苋菜、菠菜、油菜、番茄、苦瓜、山药等。

（3）多吃动物蛋白：动物蛋白能够改善血管弹性，营养丰富且利于吸收，如鱼、虾等动物蛋白可以去脂，防止动脉硬化，还可以抗血栓。但是要少吃鸡汤、肉汤类，因为肉汤中含大量氮浸出物，能够使体内尿酸增多，加重心、肝、肾的负担。

（4）控制胆固醇、脂肪酸的摄入：少吃油腻食品，特别是动物脂肪，限制食用各种动物内脏、肥肉、奶油、蛋黄、鱼子、鳝鱼、蟹黄等含胆固醇、脂肪酸较高的食物，可以适量食用花生油、玉米油等植物油。为了避免加重肾脏的负担，蛋白质摄入量也不要太多，通常每天每千克体重摄入优质蛋白质 1 克左右为宜。

4. 高血压合并便秘患者的饮食原则

（1）结肠张力减退型便秘，食物应富含纤维：结肠张力减退型便秘即结肠运动迟缓乏力引起结肠性便秘，因此需要摄取能刺激结肠、促进结肠运动的食物，例如含纤维丰富的蔬菜、水果等。生蔬菜、豆腐渣、谷物等的纤维含量较多，可多食用。

便秘的人通常体内水分不足，因此早餐前喝冷牛奶或凉开水有助排便。蜂蜜、麦芽糖、橘子、草莓等有使大便发酵变软的功效，也可多食用。酸奶、奶酪可增加结肠张力，因此是便秘者的理想食物，但不可一次食用过多，贵在坚持，最好每天食用。咖喱粉、胡椒、芥末等香料调味品都可刺激肠胃，促进排便，但不可食入过多，否则会加重胃的负担。

（2）结肠痉挛型便秘，应避免刺激性食物：精神紧张、精神压力大，都会引起大肠痉挛导致便秘。患上结肠痉挛型便秘后，吃进去的食物滞留肠中，不断堆积，引起腹部疼痛，时常出现便意，却解不出便，粪块积存在直肠，产生刺激，感到肚子像针扎般疼痛。

结肠痉挛型便秘患者的食物与张力减退型便秘患者的食物不同，结肠痉挛型便秘患者应选择能抑制肠的过敏性运动的食物即易于消化的食物进食，同时，还要注意放松心情，消除紧张情绪。应该少吃或不吃冷的、油炸的或含纤维多的食物，啤酒、香辣调味品会刺激肠胃，加重便秘。为了利于消化，可将牛奶加热后再喝。

（3）直肠型便秘：有了便意却无意识地忍耐，造成习惯性忽视便意，久而久之，直肠对于粪便充盈的刺激丧失了敏感性，于是导致直肠型便秘。直肠型便秘患者在食物方面不必格外注意，关键在于重视便意。

5. 高血压合并肾衰竭患者的饮食原则

（1）摄入优质蛋白质：肾衰竭患者需要限制蛋白质的摄取量，以减轻肾脏的负担。但也不可吃得太少，否则会消耗身体的肌肉及内脏组织，因此必须摄取优质的动物性蛋白质食物。由于植物性蛋白质在体内的利用率较低，代谢后产生较多含氮废物，所以不可任意食用，如豆类、豆类制品、核果类等。

（2）适当补充维生素和微量元素：慢性肾衰竭患者应补充维生素 B_1、维生素 B_2、维生素 B_6、维生素 C、叶酸、活性维生素 D，微量元素主要是补充铁。而维生素 A 对肾脏不利，故不宜补充。

（3）维持钙的平衡：钙不足时，可以多吃牛奶、钙片及维生素 D，可减少甲状腺功能亢进症的发生。

（4）适当补充热量：由于在限制蛋白质的情况下，米饭类主食的摄取量受到限制，容易造成热量不足，使体内蛋白质消耗、尿素增加，身体日渐消瘦、抵抗力减弱。

（5）不可摄入过多钠和钾：钠与高血压的关系大家都明白，平时应限制摄盐量。至于钾也不能摄入太多，血钾太高会引起严重的心脏传导和收缩异常，导致心搏无力，甚至死亡。当肾衰竭时，应避免食用钾离子含量高的蔬菜水果，并避免生食蔬菜。烹调时，蔬菜先用滚水烫过，去掉汤汁再用油炒，可减少钾的摄入量。

（6）不宜摄入过多水分：当肾脏衰竭且排尿减少时，水分会蓄积在体内，使心脏血管的负荷增加，造成全身水肿、体重增加、咳嗽、呼吸急促，并发高血压、心力衰竭、心包膜炎。因此，要避免喝大量的水，可用冰水漱口、嚼口香糖，尽量将服药时间集中，以汤水食用，减少喝水量。

五、饮食误区

1. 植物油多吃没关系

有些高血压病患者知道控制血压要减少脂肪摄入，但是如果只少吃动物油，而对植物油不加以控制。这种认识是错误的。

植物油对人体虽然是有益的，但是吃过多并没有什么好处。因为食入过多，自然产生热量也多，每克脂肪可产生 9 千卡热量。热量多了，体内脂肪分解就少了，体重便会逐渐增加。

因此高血压病患者每天烹调所用的植物油以不超过 25 克为宜。

2. 无需限制糖的摄入

研究表明，如果长期摄入高糖食物，高浓度状态下的血糖就会因机体利用不完，经肝脏转化为脂类物质，引起血脂水平相应升高。尤其是血清低密度脂蛋白和极低密度脂蛋白水平的升高，可促进血管壁的脂质沉积，造成血管壁损害及硬化程度加重，一方面可使高血压合并冠心病的发病率增高，另一方面可因小动脉硬化程度加重，小动脉口径变得狭窄，增大外周阻力而使血压升高，并阻碍降压药物的发挥，由此可导致血压的持续性升高，这对患者的健康维护是非常不利的。

此外，长期摄入高糖食物，波动的血糖可影响胶原纤维的降解，引起心肌细胞内的胶原纤维积累，促使心肌肥厚的程度加重，进一步减退心室舒缩功能，成为高血压合并心肌肥厚的危险因素之一。

综上所述，高血压病患者同样需要重视糖的限制问题，特别是肥胖的高血压病患者，即使没有糖尿病也要适当限制糖的摄入。

3. 绿茶可降压，多饮无妨

一项医学研究发现，喝绿茶可以减少高血压发生的机会。每天喝绿茶 120 克以上，持续超过 1 年，发生高血压的概率就比不喝茶的人减少四成以上。这项研究使有些高血压病患者误以为喝绿茶可以降低血压，多多益善。其实，这种观念是错误的。

高血压病患者饮茶必须适量，而且忌饮浓茶。因为浓茶（头泡茶每克用沸水量少于 50 克的为浓茶）中所含的茶碱量高，可以引起大脑兴奋、不安、失眠、心悸等不适，从而使血压上升。另外，绿茶约含 10% 的鞣酸，不但能与铁质结合，还能与食物中的蛋白质结合生成一种不易消化吸收的鞣酸蛋白，导致便秘的产生，易引发血压升高。

饮茶最好以 80~85℃ 的温开水随泡随饮，不要冲泡过度或放置过久，且每次不宜过浓。此外，服用降压药的高血压病患者，最好在服药两三小时后再喝茶，以免影响药效。

第二章　降压食疗方

第一节　粥、羹方

粥、羹是以各种食品为基本原料，再配上一定比例的中药，经煮制而成的食品。粥、羹制作方便，非常适合家庭应用，是一种老幼皆宜，值得推广的药膳饮食。

薏米枸杞粥

【原料】薏米 50 克，糯米 30 克，枸杞子 10 克。白糖少许。

【制作】薏米、糯米分别淘洗干净，用清水浸泡 3 小时。枸杞子洗净。锅置火上，倒入适量清水烧开，下入薏米、糯米，大火烧开后转小火煮至米粒九成熟，放入枸杞子煮至米粒熟透，加白糖调味。

【用法】佐餐食用。

【功效】健脾益胃，清热润肺。适用于高血压病患者。

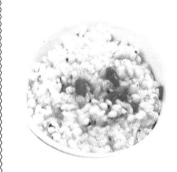

西瓜绿豆粥

【原料】绿豆 100 克，银耳 15 克，西瓜 100 克。冰糖 30 克。

【制作】绿豆淘洗干净，用冷水浸泡 3 小时。银耳用冷水浸泡回软。西瓜去皮、籽，切块。取锅加入冷水和泡好的绿豆，上大火烧沸，转小火慢煮 40 分钟。下入银耳及冰糖，搅匀煮约 20 分钟，再加入西瓜块，煮 3 分钟，冰糖调味。

【用法】佐餐食用。

【功效】清热解暑，除烦止渴。适用于急慢性肾炎、高血压病患者。

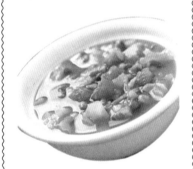

荠菜粥

【原料】大米 100 克，荠菜 50 克。香油、食盐。

【制作】大米淘洗干净。荠菜择洗干净，切末。锅置火上，倒入大米，加适量清水大火煮沸，转小火煮至米粒熟烂的稠粥，放入荠菜末煮 2 分钟，用食盐调味，淋上香油。

【用法】佐餐食用。

【功效】消肿，平肝，止血。适用于高血压病、高血压合并冠心病患者。

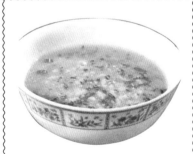

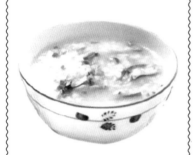

海带粥

【原料】大米 100 克，海带 60 克，陈皮、葱、食盐各少许。

【制作】海带浸透，洗净切丝。大米洗净，浸泡 30 分钟。陈皮浸软，葱洗净，切花。砂锅内放适量清水，加入大米煮沸，转小火煮至粥成。加入陈皮、海带再煮 10 分钟，加食盐调味，撒上葱花。

【用法】佐餐食用。

【功效】降血脂，降血糖。适用于甲状腺肿大、高血压、冠心病、糖尿病、动脉硬化病患者。

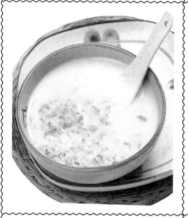

豆浆麦片粥

【原料】黄豆 60 克，即食燕麦片 100 克，白糖 10 克。

【制作】黄豆用清水浸泡 10~12 小时，洗净。燕麦片倒入大碗中。把浸泡好的黄豆倒入全自动豆浆机中，加水至上下水位线之间，煮至豆浆机提示豆浆做好，取适量冲入装有燕麦片的碗中，加入白糖，盖上碗盖闷 10 分钟，搅拌均匀。

【用法】佐餐食用。

【功效】降脂降糖，降低胆固醇。适用于冠心病、高脂血症、高血压病患者。

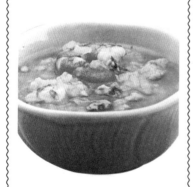

鲜虾牡蛎粥

【原料】鲜虾 30 克，牡蛎 200 克，糯米 100 克，五花肉 50 克。食盐 3 克，料酒 10 克，葱白末、香油各 5 克，胡椒粉少许。

【制作】将糯米淘洗干净。鲜牡蛎取肉漂洗干净剁碎。鲜虾取虾仁洗净。五花肉切成细丝备用。将糯米放入锅内用清水煮沸，待米粒开花时加入五花肉丝、牡蛎肉碎、虾仁、料酒、食盐、胡椒粉、葱白末，继续焖煮 10 分钟，淋上香油。

【用法】佐餐食用。

【功效】镇静，软坚。适用于心律失常、糖尿病、高血压病患者。

白术泽泻红枣粥

【原料】白术 12 克，泽泻 9 克，红枣 3 枚，大米 50 克。

【制作】将白术、泽泻一同放入砂锅中，水煎去渣取汁，之后将药汁与淘洗干净的大米、红枣一同煮粥。

【用法】每日 2 次，分早、晚温热服食。

【功效】健脾利湿，化痰。适用于高血压病患者。

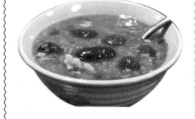

半夏天麻荷叶粥

【原料】半夏 6 克，天麻 10 克，荷叶 12 克，大米 100 克。白糖适量。

【制作】将半夏、天麻、荷叶一同放入砂锅中，加入清水适量，水煎去渣取汁，之后将药汁与淘洗干净的大米共同煮粥，待粥将成时加入白糖调匀，再稍煮。

【用法】每日 2 次，分早、晚温热服食。

【功效】健脾祛湿，熄风化痰，降脂降压。适用于高血压病患者。

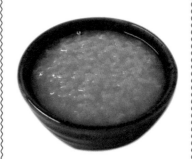

冬瓜赤小豆羹

【原料】冬瓜 500 克，赤小豆 100 克，藕粉 30 克，红糖 20 克。

【制作】先将冬瓜洗净，去除外皮及子，切碎，放入家用榨汁机中搅打成糜糊状，放在碗中，备用。然后将赤小豆淘净，放入砂锅中，加水适量，用中火煨煮至熟烂，加入红糖拌匀，再加入冬瓜糜糊，用文火煨煮至熟烂，再调入搅匀的湿藕粉，边煨边拌成羹。

【用法】早、晚餐分别食用。

【功效】补虚降压，利尿化痰。适用于高血压病患者。

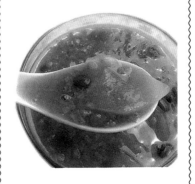

槐花粥

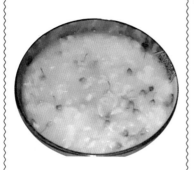

【原料】槐花 50 克，小米 60 克，粳米 100 克。

【制作】先将槐花拣净，备用。再将小米淘洗后，放入砂锅，先用旺火煮沸，拌入淘净的粳米，再改用文火煨煮成稠粥。待粥将成时，加入槐花，拌匀，继续煨煮至沸。

【用法】早、晚餐分别食用。

【功效】滋阴补虚，平肝降压。适用于高血压病患者。

菊花粥

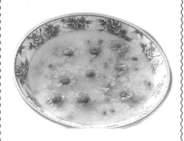

【原料】菊花末 10 克，大米 50 克。

【制作】将大米淘洗干净，放入砂锅中，加水煮粥，待粥熟时调入菊花末，再煮 1~2 沸。

【用法】每日 2 次，分早、晚温热服食。

【功效】散风热，清肝火，降血压。适用于高血压病患者。

绿豆粥

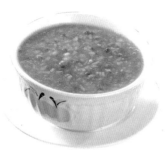

【原料】绿豆 60 克，粳米 100 克。

【制作】将绿豆洗净，用温水浸泡 1 小时，放入砂锅，加水适量，煮沸后，改小火煨 30 分钟，缓缓加入淘净的粳米，煨煮成稠粥。

【用法】早晚 2 次分服。

【功效】清热解暑，利尿消肿，明目降压。适用于各类高血压，对高血压病尤为适宜。

竹笋猪肉粥

【原料】竹笋 50 克，猪腿肉 100 克，大米 100 克。香菇、虾米各 10 克，胡萝卜 40 克，清水 200 毫升，食用植物油、食盐、白胡椒粉、芹菜末。

【制作】大米洗净，用食用植物油、食盐浸泡 30 分钟。竹笋、香菇、胡萝卜、猪腿肉均切丝，入沸水氽烫捞起。炒锅置火上，倒入食用植物油，下虾米以中火煸炒，入竹笋、香菇、胡萝卜、猪肉丝、虾米及清水，以中火煮沸成馅料。砂锅内加适量清水，加大米煮至粥成，加馅料，煮沸。加食盐、白胡椒粉搅拌均匀，撒入芹菜末。

【用法】佐餐食用。

【功效】清热化痰，解渴除烦。适用于肥胖症、习惯性便秘、高血压病患者。

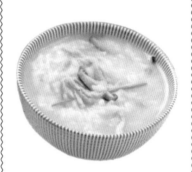

燕麦花生粥

【原料】燕麦 100 克，糯米、花生各 50 克。糖适量。

【制作】燕麦洗净，浸泡 1~2 小时（浸泡的水不要倒掉，与燕麦一同下锅）。用水煮开花生，然后倒掉花生水。燕麦、糯米、花生同煮 1 小时左右，盛出。

【用法】佐餐食用。

【功效】益脾养心，延缓衰老。适用于肺结核、冠心病、高血压病患者。

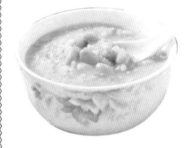

紫薯燕麦粥

【原料】紫薯 1 个，大米 80 克，燕麦片 100 克。

【制作】将米淘洗干净。紫薯去皮切小块，和大米一起倒入锅中，加清水，煮开。煮至米粒都涨开时，加入燕麦片，继续煮至黏稠。

【用法】佐餐食用。

【功效】平稳血糖，抗疲劳。适用于冠心病、高脂血症、高血压病患者。

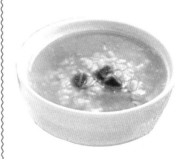

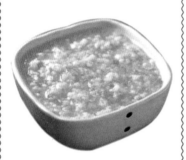

马蹄胡萝卜粥

【原料】马蹄 100 克，胡萝卜 100 克。粳米 30 克，糖适量。

【制作】将马蹄、胡萝卜均去皮，切成米，用清水浸泡。粳米洗净，浸泡 30 分钟。砂锅内加入适量清水，用大火煮沸，下入粳米、马蹄、胡萝卜，改用中火煮约 30 分钟。调入适量的糖，用小火继续煮 15 分钟食用。

【用法】佐餐食用。

【功效】降脂，降压，强心。适用于高血压病、冠心病患者。

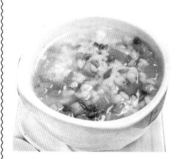

苦瓜肉末粥

【原料】大米 100 克，苦瓜、燕麦各 50 克，瘦牛肉 25 克。食盐、香油。

【制作】大米和燕麦淘洗干净。苦瓜洗净，去蒂除子，切丁。瘦牛肉洗净，剁成肉末。锅置火上，倒入大米、燕麦和牛肉末，加适量清水熬成米粒和牛肉末熟透的稠粥，放入苦瓜丁搅拌均匀，煮沸后用食盐和香油调味。

【用法】佐餐食用。

【功效】降压降糖，解除疲劳。适用于糖尿病、高血压病患者。

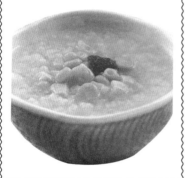

玉米山药粥

【原料】玉米 100 克，山药 25 克，枸杞适量。

【制作】玉米淘洗干净。山药去皮，洗净，切块。锅置火上，放入玉米、枸杞和山药块，加适量清水大火煮沸，转小火熬煮至玉米熟透、山药软烂的稠粥。

【用法】佐餐食用。

【功效】滋养强壮，控制血糖。适用于高血压病患者。

补脑核桃甜粥

【原料】去衣核桃肉 140 克，大米 70 克，去核红枣数粒。冰糖适量。

【制作】大米、红枣均洗净。用烤箱中火将核桃肉烤至金黄，取出。用搅拌机将核桃肉磨成核桃浆，加水煮开。大米和红枣放入沸腾的核桃浆中，中火煲约 45 分钟，加适量冰糖调味。

【用法】佐餐食用。

【功效】润肌肤，乌须发。适用于神经衰弱、气血不足、高血压病患者。

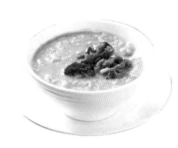

海带绿豆粥

【原料】糯米 100 克，海带 50 克，去皮绿豆 50克。糖适量。

【制作】海带洗净，切粒。去皮绿豆用温水浸泡。糯米用清水洗净，浸泡 1 小时。砂锅内放适量清水，置于火上，用中火煮沸，下入绿豆、糯米，煮至米开花。再加入海带、糖，用小火煮 10 分钟，盛入碗内。

【用法】佐餐食用。

【功效】降血脂，降血糖。适用于冠心病、糖尿病、动脉硬化、高血压病患者。

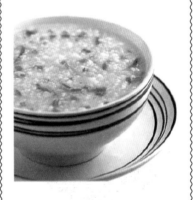

燕麦片绿豆粥

【原料】小米 50 克，燕麦片 50 克，绿豆 50 克。蜂蜜1 小匙。

【制作】绿豆洗净，用冷水浸泡 2 小时。小米、麦片分别洗净，用冷水浸泡 20 分钟。将绿豆连水一起放入锅中，蒸 2 小时，取出备用。另取锅置火上，放入小米和燕麦片，大火煮开后，改小火熬煮 45 分钟。加入蒸好的绿豆汤和蜂蜜，再将绿豆、小米、燕麦片拌匀煮沸。

【用法】佐餐食用。

【功效】降压降糖。适用于糖尿病、高血压病患者。

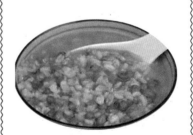

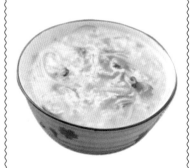

香菇肉粥

【原料】白粥 1 碗，猪肉 100 克。干香菇 10 克，芹菜 30 克，火腿 20 克，食用植物油、清水、食盐、白胡椒粉、香菜。

【制作】将香菇浸泡，变软后切丝。芹菜择洗干净，切末。火腿切丝。炒锅置火上，加食用植物油烧热，入猪肉炒至出香味，盛出。砂锅内加入清水、猪肉、香菇丝和火腿一起煮约 10 分钟。入白粥，加食盐、白胡椒粉，以中火煮沸，转小火熬至粥稠，熄火，再撒入芹菜末、香菜。

【用法】佐餐食用。

【功效】补肝肾，健脾胃。适用于气虚、头晕、贫血、高血压病患者。

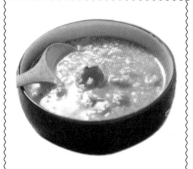

小米桂圆肉粥

【原料】桂圆肉 30 克，小米 100 克。红糖适量。

【制作】小米淘净，桂圆肉洗净。锅中注适量水，放小米、桂圆肉，大火煮沸，改小火煮至粥熟。加适量红糖调味。

【用法】佐餐食用。

【功效】补脾益胃，补心长智。适用于中风、冠心病、糖尿病、高血压病患者。

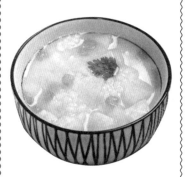

山药萝卜粥

【原料】大米 50 克，山药 50 克，白萝卜 50 克。芹菜末少许，食盐、胡椒粉、香菜。

【制作】大米淘洗干净。山药和白萝卜均去皮洗净切小块。锅中加水煮开，放入大米、山药、白萝卜稍微搅拌，至再次煮沸时改中小火熬煮 30 分钟。加食盐拌匀，食用前撒上胡椒粉、芹菜末及香菜。

【用法】佐餐食用。

【功效】解毒生津，滋养强壮。适用于糖尿病、高血压病患者。

山药黑米粥

【原料】黑米 100 克，黑豆 50 克，山药 15 克。麦片、无核黑枣、黑芝麻、核桃。

【制作】将黑豆、黑米分别用水泡制 1 小时以上，黑枣用水煮至发泡后搅打成泥状。山药去皮、洗净、剁碎，核桃与芝麻放入锅内炒香后搅打成粉，将黑豆与黑米分别加少许水放入豆浆机内打碎。将米浆与豆浆放入锅内加入水，加入切碎后的山药与黑枣泥用木勺搅拌熬煮，待粥熬至八九成熟的时候，加入核桃粉与黑芝麻粉同煮，吃时撒上麦片。

【用法】佐餐食用。

【功效】健脾益胃，帮助消化，延年益寿。适用于少年白发、心悸气短、高血压病患者。

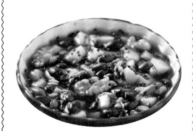

芹菜粥

【原料】大米 100 克，芹菜 150 克。食用植物油、食盐。

【制作】大米淘洗干净，浸泡 30 分钟。芹菜洗净，切粒。锅内加入足量清水，加入大米、芹菜共煮成粥。加食盐、食用植物油调味，稍煮片刻，熄火装碗。

【用法】佐餐食用。

【功效】消除烦躁，平肝清热。适用于高血压病患者。

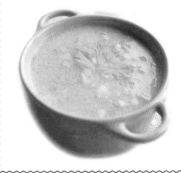

花生梨米糊

【原料】丰水梨 100 克，粳米 60 克，花生 30 克，适量清水。

【制作】粳米浸泡 2 个小时。花生去皮煮熟备用。将花生、粳米、适量清水放入豆浆机中打成米糊。丰水梨洗净去皮切成块，将梨打成泥，梨汁另存备用。将梨泥倒入花生米糊中煮开。晾到米糊温热后，倒入梨汁拌匀。

【用法】佐餐食用。

【功效】清热化痰，凝血止血。适用于动脉硬化、高血压病患者。

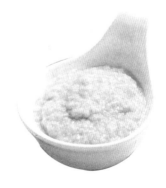

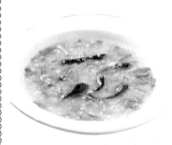

韭菜海参粥

【原料】大米 100 克，韭菜、海参各 60 克。食盐适量。

【制作】韭菜洗净，切碎。海参浸泡片刻，洗净，切丁。大米洗净，浸泡 30 分钟。锅内加入适量清水，加入韭菜、海参、大米同煮成粥。粥成时加食盐调味。

【用法】佐餐食用。

【功效】降糖降脂。适用于气血不足、营养不良、高血压病患者。

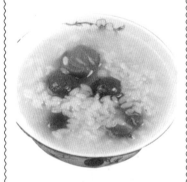

山楂粥

【原料】鲜山楂 6 粒，圆糯米 100 克。红糖适量。

【制作】鲜山楂洗净，去蒂除核，切成两半。圆糯米淘洗干净，用清水浸泡 2 小时。锅置火上，放入圆糯米，加适量清水大火烧沸，转小火煮至米粒八成熟，倒入山楂熬煮至米粒熟透的稠粥，用红糖调味。

【用法】佐餐食用。

【功效】降低血脂，防止血栓。适用于动脉硬化、高血压病患者。

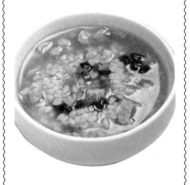

驴肉粥

【原料】粳米 60 克，驴肉 100 克。豆豉 10 克，香葱 5 克，姜 5 克，料酒 8 克，食盐 2 克。

【制作】将驴肉洗净，切成丁状。粳米淘洗干净，用清水浸泡半小时。锅置火上，放入适量清水和驴肉丁、豆豉、姜末、料酒，用大火煮沸，然后加入粳米煮开，转小火煨煮至驴肉熟烂，最后放入葱末、食盐。

【用法】佐餐食用。

【功效】补血益气。适用于动脉硬化、冠心病、高血压病患者。

黑米桂花粥

【原料】黑米 100 克，赤小豆 50 克，莲子 30 克，花生米 30 克，桂花 20 克。冰糖适量。

【制作】黑米洗净，浸泡 6 小时。赤小豆洗净，浸泡 1 小时。莲子、花生米均洗净。锅置火上，将黑米、赤小豆、莲子放入锅中，加水，大火煮沸后改小火煮 1 小时，入花生米，继续煮 30 分钟。加入桂花、冰糖拌匀，煮 3 分钟。

【用法】佐餐食用。

【功效】益气活血，养肝明目。适用于体虚乏力、咳嗽喘逆、高血压病患者。

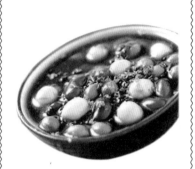

土豆鸡肉粥

【原料】鸡肉 50 克，大米 100 克，土豆 30 克。食盐适量。

【制作】将大米淘洗干净。鸡肉洗净，焯水。土豆洗净，去皮切丁。锅置火上，加入适量清水煮沸，放入鸡肉，用小火煮熟，捞出，沥干。把洗好的大米、土豆丁倒入鸡汤锅中，煮沸后用小火熬至黏稠，加食盐调味，把鸡肉切片，撒在粥面上。

【用法】佐餐食用。

【功效】舒张血管，降低血压。适用于肥胖症、高血压病患者。

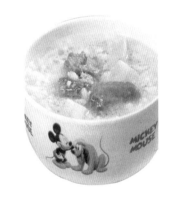

牡蛎豆腐羹

【原料】牡蛎肉 200 克，嫩豆腐 200 克。食盐、姜片、葱花、蒜片、水淀粉、食用植物油。

【制作】牡蛎肉洗净，切成两半。豆腐洗净，切丁。锅置火上，放食用植物油烧热，下蒜片、姜片煸香，加水煮沸。加入豆腐丁、食盐煮沸，加入牡蛎肉、葱花，用水淀粉勾芡。

【用法】佐餐食用。

【功效】改善疲劳，解毒。适用于心神不安、惊悸怔忡、失眠多梦、高血压病患者。

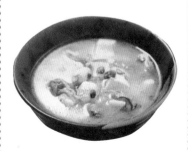

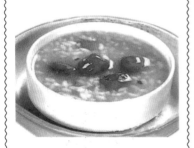

豌豆红枣糯米粥

【原料】豌豆 60 克，红枣 15 枚，糯米 120 克。

【制作】先将豌豆、红枣洗净后放入温开水中浸泡半小时，再与淘洗干净的糯米一起放入砂锅中，加水适量，用文火煨煮 1 个小时，待豌豆、糯米熟烂呈开花状。

【用法】早、晚餐分别食用。

【功效】生津补虚，利湿降压。适用于高血压病患者。

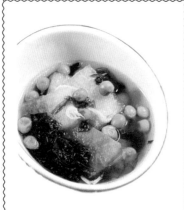

紫菜冬瓜豌豆羹

【原料】紫菜 60 克，豌豆 30 克。红糖、淀粉适量。

【制作】先将豌豆洗净，烘干后磨成细粉，再将紫菜用水漂洗干净，备用。在砂锅中加水适量，先用旺火烧沸后再加入豌豆粉，煨煮 15 分钟后，再加入紫菜及适量湿淀粉，边煨边搅，加少量红糖，拌匀后。

【用法】早、晚餐分别食用。

【功效】和中下气，降压降脂。适用于高血压合并高脂血症者。

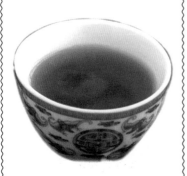

橘皮山楂桂花羹

【原料】新鲜橘皮 30 克，生山楂 60 克，桂花 2 克，白糖 12 克。

【制作】先将新鲜橘皮反复洗净，切成豌豆样小方丁。再将山楂去核，洗净，切片。将桂花洗净，与橘皮丁、山楂片一起放入砂锅中，加水适量，先用旺火煮沸后，再改用文火煨煮 30 分钟，调入白糖，拌匀。

【用法】当点心食用，早、晚分两次服用。

【功效】活血化瘀，祛湿降压。适用于高血压病患者。

银耳杜仲羹

【原料】银耳 20 克，炙杜仲 20 克，灵芝 10 克，藕粉 30 克，冰糖 50 克。

【制作】将杜仲、灵芝洗净，放入砂锅，加水煎煮 3 次，每次 40 分钟，合并 3 次煎汁备用。将银耳用清水泡发，拣杂后洗净，入砂锅，加水适量，用小火熬至微黄色，兑入药汁及冰糖，继续用小火熬至银耳酥烂成胶状，以调匀的湿藕粉兑入，勾成羹。

【用法】当点心食用，早晚 2 次分服。

【功效】滋补肝肾，舒筋降压。适用于高血压病患者。

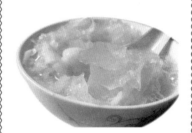

菊苗粥

【原料】新鲜菊花嫩芽或幼苗 70 克，大米 100 克，冰糖适量。

【制作】将菊苗洗净切细，水煎取汁，之后将药汁与淘洗干净的大米、冰糖一同放入砂锅中，再加清水适量，煮成稀粥。

【用法】每日 2 次，分早、晚温热服食。

【功效】清肝火，降血压。适用于高血压病患者。

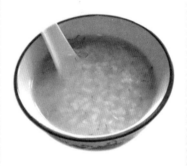

健脑粥

【原料】百合 10 克，黑芝麻 20 克，核桃仁 25 克，大米 100 克。

【制作】将百合洗净，大米、黑芝麻淘洗干净，之后与核桃仁一同放入砂锅中，加入清水适量，文火煮粥。

【用法】每日 2 次，分早、晚温热服食。

【功效】补肾养肝，降压健脑。适用于高血压病患者。

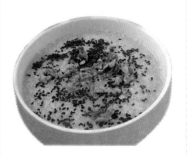

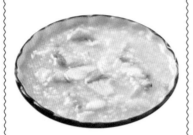

小米鱼肉粥

【原料】草鱼肉 100 克，小米 30 克。大米、食盐。

【制作】大米淘洗干净，用清水浸 1 小时。将大米下锅加水煲，后用小火煲至稀糊。将小米倒进粥里，拌匀，煲片刻。鱼蒸熟，去骨，肉捣碎后入粥内，加适量食盐调味。

【用法】佐餐食用。

【功效】滋阴养血，健脾和胃。适用于中风、冠心病、糖尿病、高血压病患者。

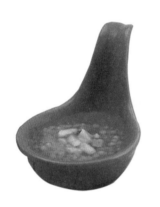

香蕉西米羹

【原料】香蕉 250 克，西米 50 克，豌豆粒 25 克。枸杞、冰糖。

【制作】西米淘洗干净，用清水浸泡 4 小时。香蕉去皮，切丁。豌豆粒洗净。枸杞洗净，用清水泡软。锅置火上，倒入适量清水煮沸，下入西米，用小火煮至无白心，加入豌豆粒、枸杞烧开，撇去浮沫，放入香蕉丁搅匀，加冰糖熬至溶化。

【用法】佐餐食用。

【功效】生津止渴，滋润肺燥。适用于高血压病患者。

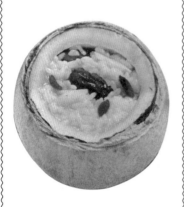

椰汁炖糯米

【原料】椰子 1 个，糯米 50 克。大枣、百合、枸杞，冰糖少许。

【制作】椰子去掉顶盖取出椰汁备用。糯米淘洗干净。大枣、百合、枸杞洗净。糯米、大枣、百合、枸杞、椰汁、冰糖放入椰壳中，加水约九成满，盖上顶盖。将电压锅中加入 1/5 的水，放一个小碟子盛接住椰子，加热 1 小时取出食用。

【用法】佐餐食用。

【功效】滋补，生津，利尿。适用于糖尿病、高血压病患者。

豆腐薏米粥

【原料】嫩豆腐 100 克，薏米 30 克，糯米 20 克，红枣 25 克。冰糖适量。

【制作】薏米、糯米均洗净。豆腐洗净，切成小丁。红枣洗净，泡涨。锅中放入清水煮沸，放入薏米、糯米、红枣煮沸，转小火熬煮约 30 分钟。放入豆腐、冰糖，再煮约 15 分钟，熟烂入味。

【用法】佐餐食用。

【功效】利水，健脾。适用于中风、关节炎、高血压病患者。

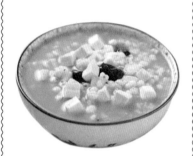

哈密瓜西米盅

【原料】哈密瓜 1/2 只，西米 100 克，牛奶 30 克。蜜豆适量，蜂蜜 10 克。

【制作】将煮好的西米与牛奶混合。用挖球器把哈密瓜果肉挖出，哈密瓜边缘削成整齐角度做成瓜盅。把挖出的哈密瓜球放回瓜盅内。在上面倒上西米牛奶，再铺些蜜豆，淋上蜂蜜。

【用法】佐餐食用。

【功效】益气，清肺热止咳。适用于便秘、胃病、高血压病患者。

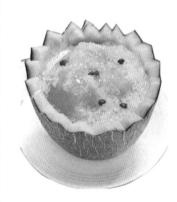

橘瓣银耳羹

【原料】橘子 100 克，银耳 15 克。冰糖 10 克，水淀粉少许。

【制作】银耳用清水泡发，择洗干净，撕成小朵。橘子洗净，去皮，分瓣。锅置火上，放入银耳和适量清水，大火烧开后转小火煮至汤汁略稠，加橘子瓣和冰糖煮至冰糖化开，用水淀粉勾薄芡。

【用法】佐餐食用。

【功效】解酒醒神，开胃理气。适用于冠心病、动脉硬化、高血压病患者。

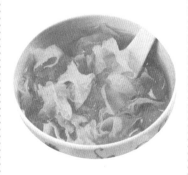

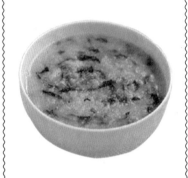

菠菜粥

【原料】新鲜菠菜适量，粳米120克。食盐适量。

【制作】先将菠菜洗净，放入沸水中，略烫数分钟，捞出后切细。粳米淘净，置锅内，加水适量，煎熬至粳米熟时，将菠菜放入粥中，继续煎熬直至成粥。加适量食盐调味。用粳米煮粥。

【用法】供早、晚餐温热食用。

【功效】滋阴润燥，降低血压。适用于高血压、老年性便秘、痔疮出血等。

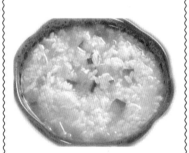

冬瓜大米粥

【原料】冬瓜500克，粳米120克。葱花、生姜末、食盐。

【制作】先将冬瓜洗净，去皮及子，然后切成小方块，再与洗干净的粳米一起放入砂锅内，用文火煮粥。待粥将熟时，再加入葱花、生姜末及适量食盐调味，再煮数分钟后。

【用法】早、晚餐温热食用。

【功效】清热解毒，利尿降压。适用于各类高血压病患者。

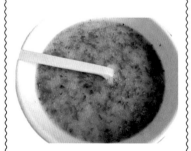

荠菜豆粉羹

【原料】新鲜荠菜250克，豆粉50克，米粉30克，蜂蜜20克，食用植物油，生姜末。

【制作】先将新鲜荠菜去根后洗净，入沸水锅中氽1~2分钟，取出沥水，切碎成细末状，拌入少许植物油及生姜末，调和均匀，置碗中备用。将锅置火上，用旺火煮沸，缓缓调入豆粉和米粉，煨至黏稠时，加入荠菜细末，边搅拌边煮熬，待羹将成时停火，兑入蜂蜜，和匀。

【用法】早、晚餐分别食用。

【功效】滋补肝肾，利水降压。适用于阴阳两虚型高血压病患者。

决明子粥

【原料】决明子（炒）10~15 克，粳米 100 克，冰糖适量。

【做法】先将决明子放入炒锅内炒至微有香气，取出，待冷却后，煎汁，去渣取汁，放入粳米煮粥，待煮至粥将熟时，加入冰糖，再煮 1~2 沸食用。

【用法】每天 1~2 次，5~7 天为 1 个疗程，温热服食。

【功效】清肝明目，润肠通便。适用于高血压、高脂血症以及习惯性便秘等。

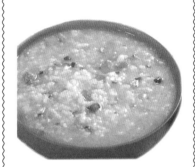

绿豆黑木耳粥

【原料】黑木耳 30 克，绿豆 150 克，粳米 100 克，红糖 15 克。

【制作】先将黑木耳用温水泡发，去蒂、洗净后切成碎末，备用。再将绿豆淘净后入砂锅，加水煨煮，至绿豆酥烂时再加入淘净的粳米，继续煨煮 10 分钟，待米烂熟后再加入黑木耳碎末和红糖，煮沸。

【用法】早、晚餐温热食用。

【功效】活血降压，益气除烦。适用于高血压病患者。

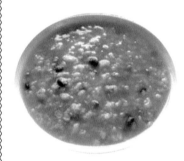

山药绿豆羹

【原料】山药 120 克，绿豆 60 克，蜂蜜 30 克。

【制作】先将山药洗净，刮去外皮，切碎，捣烂成糊状，备用。再将绿豆淘净后放入砂锅，加水适量，用中火煮沸后再改用文火煨煮至熟烂呈开花状，再调入山药糊，继续煨煮 10 分钟，离火后兑入蜂蜜，拌和成羹。

【用法】早、晚餐分别食用。

【功效】清热解毒，益气降压。适用于高血压病患者。

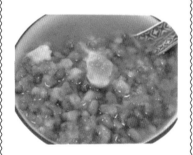

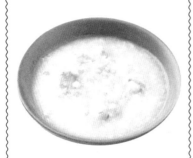

排骨薏米粥

【原料】大米 200 克，排骨 150 克，薏米 50 克。芹菜末、食盐、白胡椒粉。

【制作】将大米、薏米洗净，浸泡 4~5 小时后沥干水分。排骨余水后洗净。锅内加水煮沸，将大米、薏米与排骨放入，大火煮沸后转小火，肉熟米烂时以食盐调味，加盖焖煮 5 分钟。关火后烧焖，撒上胡椒粉、芹菜末。

【用法】佐餐食用。

【功效】利水，健脾。适用于中风、关节炎、高血压病患者。

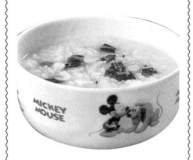

菠菜虾皮粥

【原料】大米 100 克，虾皮 10 克，菠菜 50 克。食盐 3 克，香油 5 克。

【制作】将大米淘洗干净，浸泡。菠菜洗净，焯水，切段，待用。锅置火上，倒入适量清水，放入大米煮沸，以小火煮至软烂，放入虾皮，加食盐调味，撒上菠菜段稍煮，淋上香油。

【用法】佐餐食用。

【功效】补肾壮阳，理气开胃。适用于心肌梗死、动脉硬化、高血压病患者。

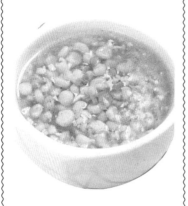

鸡蓉玉米羹

【原料】嫩玉米粒 100 克，鸡胸肉 50 克。葱花、姜末、水淀粉、食盐、食用植物油。

【制作】嫩玉米粒洗净。鸡胸肉洗净，切末。炒锅放火上，倒入适量植物油，待油温烧至七成热，加葱花和姜末炒香。放入鸡肉末和玉米粒翻炒均匀，加适量清水大火烧沸，转中火煮 10 分钟，用食盐调味，水淀粉勾芡。

【用法】佐餐食用。

【功效】美肤护肤，利尿降压。适用于高血压病患者。

蚕豆粥

【原料】粳米 100 克，蚕豆 150 克。红糖适量。

【制作】粳米淘洗干净，沥干水分。蚕豆用开水浸泡。将蚕豆放锅中，加水煮沸后，加粳米煮 45 分钟。加红糖搅拌均匀。

【用法】佐餐食用。

【功效】益智补脑，润肠通便。适用于便秘、高血压病患者。

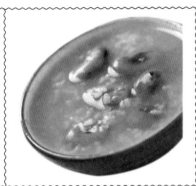

鸡蓉小米羹

【原料】小米 50 克，鸡胸肉 100 克，鸡蛋清 1 个。葱末 10 克，清水 1000 克，食盐、淀粉各 3 克，胡椒粉 1 克，水淀粉少许。

【制作】小米淘洗干净。鸡胸肉洗净，切小粒，加鸡蛋清和淀粉搅拌均匀，静置 10 分钟。锅置火上，倒油烧至七成热，炒香葱末，倒入清水和小米大火烧开，转小火煮至九成熟，下入鸡肉煮熟，加食盐和胡椒粉调味，用水淀粉勾芡。

【用法】佐餐食用。

【功效】和胃安眠，缓解呕吐。适用于失眠、高血压病患者。

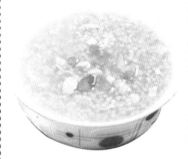

绿豆白菜粥

【原料】绿豆 60 克，白菜心 150 克。粳米 50 克，食盐适量。

【制作】绿豆浸泡、去皮，白菜心洗净、切粒，粳米洗净。取瓦煲，入清水，置炉上，中火煮沸，再下去皮绿豆、粳米，煲约 40 分钟。入白菜心粒，加食盐调味，用小火煲 8 分钟。

【用法】佐餐食用。

【功效】利尿通便，清热除烦。适用于冠心病、心绞痛、高血压病患者。

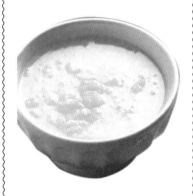

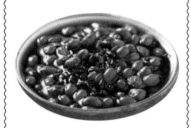

黑米黄豆粥

【原料】干黄豆 50 克，黑米 50 克。糖适量。

【制作】将干黄豆浸泡在清水中至黄豆泡软（浸泡期间要换水 2~3 次）。把黑米放清水里，轻浇一遍（黑米的营养主要在米的表层）。净锅置火上，放清水和黑米，烧沸后改用小火熬约 20 分钟。再把泡好的黄豆放在锅内，继续用小火慢慢煮至米烂粥熟时，放入糖调匀，出锅盛在碗里。

【用法】佐餐食用。

【功效】健脾宽中，润燥利水。适用于水肿、糖尿病、高血压病患者。

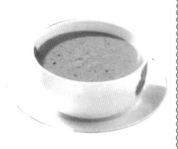

核桃羹

【原料】核桃仁 100 克，玉米粉 15 克。糖适量。

【制作】将核桃放入烤箱，在 150℃下烤 15 分钟。用搅拌器将核桃打碎，加玉米粉和 200 毫升冷水调匀。小火慢煮至糊状。加入糖调匀。

【用法】佐餐食用。

【功效】健脑益智。适用于动脉硬化、高血压病患者。

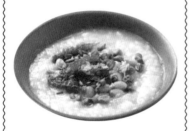

鲮鱼黄豆粥

【原料】大米 100 克，黄豆 50 克，鲮鱼 100 克。食盐、豌豆粒、葱末、姜末、胡椒粉。

【制作】大米洗净，泡 30 分钟。黄豆浸泡 12 小时捞出，用沸水焯烫除去豆腥味。豌豆粒焯水烫透。锅中放入大米、黄豆、清水，上大火煮沸，转小火慢煮 1 小时。待粥黏稠时下入鲮鱼、豌豆粒及食盐搅拌均匀，撒上葱花、姜末。

【用法】佐餐食用。

【功效】健脾宽中，活血解毒。适用于贫血、糖尿病、高血压病患者。

黑豆粥

【原料】黑豆 50 克，粳米 100 克。冰糖适量。

【制作】粳米洗净，稍浸泡。黑豆洗净。黑豆放入锅里，加水以中火煮 30 分钟。再将粳米放入锅中，待米熟粥成，加适量冰糖调味。

【用法】佐餐食用。

【功效】活血利水，滋肾强身。适用于心脏病、高血压病患者。

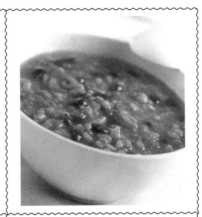

荞麦粥

【原料】荞麦米 100 克，鸡腿肉 50 克，土豆 100 克。食盐 2 克，酱油 10 毫升，白扁豆 20 克，胡萝卜 20 克，清水适量。

【制作】荞麦米洗净、沥干水分，鸡腿肉切片，土豆去皮、切小块，胡萝卜切片。锅中倒入适量的水，放入荞麦米煮 20 分钟，捞出，沥水。将清水、酱油、食盐倒入锅中煮开，放入荞麦米、鸡腿肉片和土豆、胡萝卜、扁豆一起煮 20 分钟，直到所有的材料煮软。

【用法】佐餐食用。

【功效】补脾益气，缓急止痛。适用于糖尿病、高血压病患者。

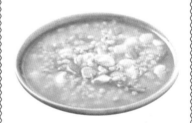

香菇荞麦粥

【原料】鲜香菇 10 克，荞麦米 80 克，红米 100 克。食用植物油、食盐。

【制作】鲜香菇去蒂洗净，切成细丝。红米和荞麦米均淘洗干净。锅内加入 1500 毫升清水，放入红米和荞麦米搅拌均匀，大火煮沸，转小火煮 45 分钟，中间不时用汤勺搅拌锅底，以免米粒粘锅烧煳。放入香菇丝拌匀，淋入食用植物油，添入适量开水稀释粥底，以小火续煮 10 分钟，加入食盐调味。

【用法】佐餐食用。

【功效】开胃宽肠，下气消积。适用于食欲减退、少气乏力的高血压病患者。

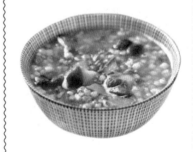

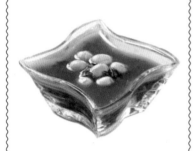

紫米莲子粥

【原料】黑糯米 20 克，莲子（干）10 克。

【制作】莲子洗净，去心，用水浸泡 5 小时。将黑糯米洗净，用 6 杯水浸泡 2 小时。将黑糯米煮至沸腾，再用小火煮半小时，熄火放置半小时，加莲子煲至软烂，盛出。

【用法】佐餐食用。

【功效】清热固精，安神强心。适用于高血压病患者。

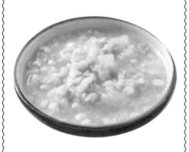

鲜虾冬瓜燕麦粥

【原料】鲜虾仁 20 克，冬瓜 20 克，燕麦片 40 克。食用植物油、料酒、食盐。

【制作】鲜虾仁切末，冬瓜切丁。锅内烧热食用植物油，将虾末和冬瓜略翻炒一下，可用料酒去腥。然后加水和燕麦片，煮沸后转中火煮约 15 分钟。用适量食盐调味。

【用法】佐餐食用。

【功效】降脂降糖。适用于脂肪肝、糖尿病、浮肿、便秘、高血压病患者。

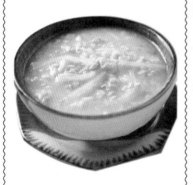

豆芽燕麦粥

【原料】鸡肉 20 克，绿豆芽 50 克，燕麦片 40 克。食用植物油、食盐。

【制作】将鸡肉切碎，绿豆芽洗净。锅内烧热食用植物油，放入鸡肉碎和绿豆芽略翻炒。加入水和燕麦片，煮沸后转中火煮约 1.5 分钟。用适量食盐调味。

【用法】佐餐食用。

【功效】降脂降糖。适用于心脑血管病、高血压病患者。

茶叶粥

【原料】大米 100 克，茶叶 10 克。白糖适量。

【制作】将茶叶用纱布包好。大米淘洗干净，备用。锅置火上，放入适量清水，将茶包放入锅中，当泛出茶色，将茶包取出。将洗净的大米倒入锅中，用大火煮沸，再转小火煮 30 分钟，米烂时撒入白糖，搅匀。

【用法】佐餐食用。

【功效】清热解暑，清心除烦。适用于动脉硬化、高血压病患者。

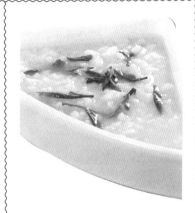

花生杏仁粥

【原料】粳米 200 克，花生仁（生）50 克，杏仁 25 克。白砂糖 5 克。

【制作】花生仁洗净，用冷水浸泡回软，杏仁焯水烫透，备用。粳米淘洗干净，浸泡半小时，沥干水分。粳米放入锅中，加入约 2500 毫升冷水，用旺火煮沸，转小火，下入花生仁，煮约 45 分钟，再放入杏仁及白砂糖，搅拌均匀，煮 15 分钟，出锅装碗。

【用法】佐餐食用。

【功效】抗血栓，扩血管，降血压。适用于动脉粥样硬化、心脏病、高血压病患者。

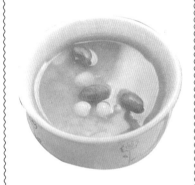

松仁核桃紫米粥

【原料】紫米 100 克，松仁 10 克，核桃仁 10 克。冰糖适量。

【制作】紫米淘洗干净，用水浸泡约 3 小时。核桃仁洗净掰碎。锅置火上，放入清水与紫米，大火煮沸后改小火煮至粥稠，加入核桃仁碎、松仁与冰糖，小火熬煮约 20 分钟至材料熟烂。

【用法】佐餐食用。

【功效】扩张血管，降低血压。适用于动脉硬化、老年痴呆、高血压病患者。

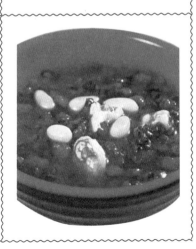

银耳莲子羹

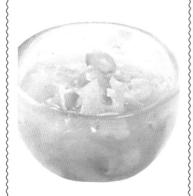

【原料】干银耳、莲子各 30 克，红枣 6 枚，山药 50 克。冰糖 10 克。

【制作】将银耳洗净，浸泡 2 小时，去蒂，撕成小朵。将莲子洗净，去心。红枣洗净，去核。山药洗净，去皮切片，待用。锅置火上，放入莲子、红枣、山药与银耳，倒入适量水，熬煮 1 小时至所有材料熟烂，加入冰糖调味。

【用法】佐餐食用。

【功效】润肺养心，补脾滋肾。适用于骨质疏松、心律不齐、高血压病患者。

双莲粥

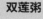

【原料】莲藕、紫米、圆糯米各 50 克，莲子 25 克。冰糖适量。

【制作】莲子、紫米、圆糯米洗净，浸泡 2 小时，将莲子去心。莲藕洗净，去皮，切丁。锅置火上，加适量清水，放入莲子、紫米、圆糯米，用大火煮沸，转小火慢慢熬煮至莲子口微张，加入莲藕丁、冰糖，继续熬煮 30 分钟。

【用法】佐餐食用。

【功效】润肺养心，补脾滋肾。适用于骨质疏松、心律不齐、高血压病患者。

核桃花生黄豆羹

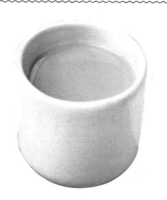

【原料】黄豆 20 克，核桃仁 15 克，花生仁 10 克。

【制作】黄豆洗净，用清水浸泡 6~8 小时。花生仁洗净，用清水浸泡 4 小时。核桃仁掰成小块。将核桃仁与泡好的黄豆、花生仁一起放进豆浆机内，加入适量清水，按下"全豆豆浆"选项，待豆浆机提示豆浆已煮好，放置几分钟后用金属筛网过滤去豆渣。

【用法】佐餐食用。

【功效】通润血脉，补气养血。适用于高血压病患者。

银耳山药羹

【原料】银耳 30 克，山药 120 克，白糖 15 克，蜂蜜 15 克。

【制作】先将银耳用凉水泡发，涨发后去蒂、洗净、撕开，备用。再将山药洗净，刮去外皮，切成 1 厘米见方的小丁，与银耳一起放入砂锅中，加水适量，先用旺火煮沸后，再改用文火煨煮至黏稠状，加白糖，拌匀，离火，稍凉后兑入蜂蜜。

【用法】早、晚餐分别食用。

【功效】滋阴益精，和血降压。适用于高血压病患者。

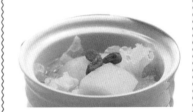

紫菜绿豆粥

【原料】紫菜 10 克，绿豆 50 克，大米 100 克。

【制作】将紫菜泡软，绿豆、大米淘洗干净，之后一同放入砂锅中，加入清水适量，共煮成粥。

【用法】每日两次，分早、晚温热服食。

【功效】清热化痰，利水降压。适用于高血压病患者。

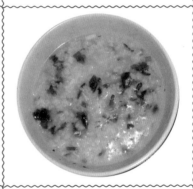

紫皮大蒜糯米粥

【原料】紫皮大蒜 40 克，糯米 120 克。

【制作】先将大蒜去皮，切碎，剁成糜糊状，备用。再将糯米洗净，放入砂锅内，加水适量，煮成稀粥。待粥将熟时，放入大蒜糊，再用文火煮沸，3~5 分钟食用。

【用法】早、晚餐温热食用。

【功效】滋阴补虚，行滞降压。适用于各类高血压病患者。

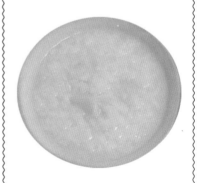

第二节 菜 肴 方

菜肴是以蔬菜、肉类、禽蛋类以及海味水产品等为主要原料，再配以一定比例的药物，经烹调（炒、爆、熘、烧、焖、烩、炖、煞、蒸、煮、扒、煨等）而制成的。

西红柿炒豆腐

【原料】西红柿100克，豆腐350克。食盐3克，糖2克，食用植物油、葱、姜。

【制作】西红柿、豆腐均切成小块，葱切葱花，姜切片。起锅倒入食用植物油，烧热后爆香葱花和姜片，放入西红柿翻炒，炒至有汤汁流出来。将豆腐放入西红柿中翻炒，直至豆腐熟透入味，加入适量食盐和糖炒均匀，铲起装碟。

【用法】佐餐食用。

【功效】益气宽中，降低血压。适用于高血压病患者。

肉末炒玉米

【原料】玉米粒100克，瘦猪肉50克。葱花、姜末、花椒粉、食盐、食用植物油。

【制作】玉米粒洗净。瘦猪肉洗净，切末。炒锅置火上，倒入适量植物油，待油温烧至七成热，加葱花、姜末和花椒粉炒香。放入肉末炒至肉色变白，倒入玉米粒翻炒均匀，加适量清水烧至玉米粒熟透，用食盐调味。

【用法】佐餐食用。

【功效】利尿降压，利胆降糖。适用于高血压病患者。

茭白烧黄豆

【原料】嫩茭白250克，水发黄豆100克。葱花、食盐、水淀粉、食用植物油。

【制作】茭白去皮削根，洗净，切块。水发黄豆，洗净。锅置火上，倒入适量植物油，待油温烧至七成热，放葱花炒香，倒入黄豆翻炒均匀。淋入适量清水烧至黄豆八成熟，放入茭白块烧熟，用食盐调味，水淀粉勾芡。

【用法】佐餐食用。

【功效】扩张血管，降低血压。适用于糖尿病、冠心病、高血压病患者。

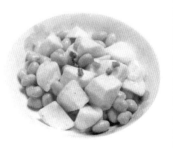

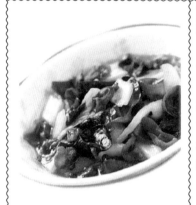

素炒黑白菜

【原料】水发黑木耳100克，大白菜250克。葱花、食用植物油、食盐、酱油、花椒粉、水淀粉。

【制作】将水发黑木耳去杂质洗净。白菜选中帮、菜心，去菜叶，洗净，将帮切成小斜片。将炒锅内放入食用植物油加热，放入花椒粉、葱花炝锅，随即下白菜煸炒至油润透亮。放入木耳，加酱油、食盐适量继续煸炒。快熟时，用水淀粉勾芡出锅。

【用法】佐餐食用。

【功效】养血益胃，清热解毒。适用于高血压病患者。

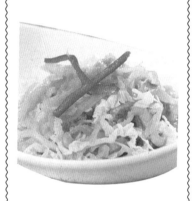

菜心拌蜇皮

【原料】海蜇皮150克，大白菜心100克，红椒50克，海米10克。陈醋、白糖、蒜末、食盐、香油。

【制作】海蜇皮用清水浸泡去食盐分，洗净，切丝。白菜心、红椒洗净，分别切丝。海米洗净，取小碗，放入陈醋、白糖、蒜末、食盐、香油搅拌均匀，制成调味汁。取盘，放入海蜇皮丝、白菜丝、红椒丝和海米，淋入调味汁拌匀。

【用法】佐餐食用。

【功效】清热除烦，利尿通便。适用于糖尿病、高血压病患者。

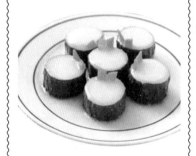

玉子酿黄瓜

【原料】黄瓜400克。日本豆腐、胡萝卜、食盐、糖、水淀粉、蛋奶、食用植物油。

【制作】日本豆腐切成段。黄瓜切成段，中间挖空。胡萝卜洗净，切成片。把日本豆腐逐个酿入黄瓜圈内，入柜蒸8分钟，取出。胡萝卜片用开水烫熟，摆入日本豆腐上。烧锅加入适量食用植物油，添清汤，加食盐、糖调味煮沸，用水淀粉勾芡，推入蛋奶，淋在黄瓜圈上。

【用法】佐餐食用。

【功效】止渴除烦，通淋散结。适用于高脂血症、水肿、高血压病患者。

西红柿青椒炒蛋

【原料】鸡蛋 3 个，西红柿、青椒各 100 克。食用植物油、葱花、香油、食盐。

【制作】西红柿、青椒分别切小块，鸡蛋打散。锅中倒入食用植物油烧热，放入葱花煸香，倒入鸡蛋液炒至熟透盛出。锅中留底油烧热，倒入西红柿和青椒稍炒一会儿。放入炒熟的鸡蛋，加食盐，翻炒匀透后淋上香油。

【用法】佐餐食用。

【功效】利尿，降压。适用于心脏病、高血压病患者。

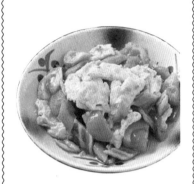

海带烧黄豆

【原料】水发海带 250 克，水发黄豆 50 克，红柿子椒 25 克。葱花、食盐、水淀粉、食用植物油。

【制作】水发海带洗净，切菱形片。水发黄豆洗净。红柿子椒洗净，去蒂除子，切丁。炒锅置火上，倒入适量植物油，待油温烧至七成热，放葱花炒香，放入海带段和黄豆翻炒均匀。加适量清水烧至黄豆熟透，倒入红柿子椒丁炒熟，用食盐调味，水淀粉勾芡。

【用法】佐餐食用。

【功效】宽中下气，降低血压。适用于糖尿病、冠心病、高血压病患者。

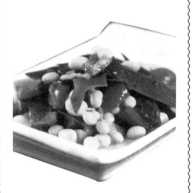

草莓拌黄瓜

【原料】草莓 150 克，黄瓜 100 克。食盐、香油。

【制作】草莓洗净、去蒂，对半切开，黄瓜洗净切块。取碗加食盐、香油调成调味汁。取盘放入草莓、黄瓜块，加调味汁拌匀。

【用法】佐餐食用。

【功效】清热解毒，降低血压。适用于糖尿病、高血压病患者。

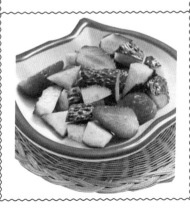

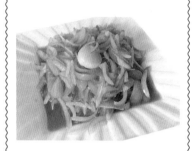

炒洋葱丝

【原料】洋葱 200 克。食用植物油、酱油、醋、食盐、白糖。

【制作】将洋葱洗净，切成细丝，备用。锅置火上，加植物油用大火烧至八成热，放入洋葱丝翻炒，加酱油、醋、食盐、白糖等调料各少许，拌炒均匀。

【用法】佐餐当菜，随意食用。

【功效】降压降脂，活血化瘀，助消化。适用于各类高血压病，对高血压病合并冠心病、消化不良者尤为适宜。

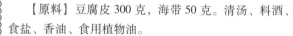

豆腐皮炒海带

【原料】豆腐皮 300 克，海带 50 克。清汤、料酒、食盐、香油、食用植物油。

【制作】将海带放入温水中浸泡 13 小时，洗净后切成丝。豆腐皮洗净，切细丝，亦可以腐竹替代。炒锅中加植物油，大火烧至七成热。加葱花、姜末炝锅，加豆腐皮丝、海带丝及清汤、料酒、食盐，大火翻炒片刻，装盘后淋入香油，拌匀。

【用法】佐餐当菜，随意服食。

【功效】滋养肝肾，泄浊降压。适用于各类高血压病患者。

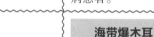

海带爆木耳

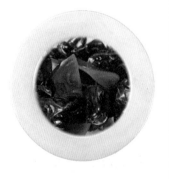

【原料】水发黑木耳 250 克、水发海带 100 克、蒜 1 瓣、调料适量。

【制作】将海带、黑木耳洗净，各切丝备用。菜油烧热，爆香蒜、葱花，倒入海带、木耳丝，急速翻炒，加入酱油、食盐、白糖，淋上香油。

【用法】佐餐当菜，随意食用。

【功效】安神降压，活血化瘀。适用于高血压、紫癜等患者。

核桃仁拌菠菜

【原料】核桃仁 50 克、新鲜菠菜 250 克、香油 30 克、食盐适量。

【制作】将菠菜去老叶及根、洗净切段，放沸水中烫 2 分钟，捞出，放小盆中加入香油、核桃仁、食盐，拌匀。

【用法】佐餐当菜，随意食用。

【功效】滋阴清热，平肝熄风。适用于高血压病的头晕、头痛、面赤口渴、心烦喜怒、大便秘结等症患者。

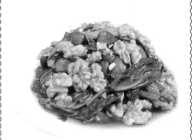

菊花肉片

【原料】瘦猪肉 500 克，鲜菊花瓣 100 克，鸡蛋 3 枚，食盐、料酒适量。

【制作】轻轻洗净菊花瓣。猪肉洗净切成片。将鸡蛋打入碗中，加入料酒、食盐、淀粉调成糊状物，投入肉片拌匀备用。将肉片入油锅炸熟备用。锅内留油少许，投入葱、姜拌炒片刻，加入熟肉片、清汤、菊花瓣翻炒均匀。

【用法】佐餐当菜，随意食用。

【功效】祛风清湿，平肝明目。适用于高血压病、冠心病患者。

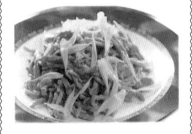

苦瓜凉拌西红柿

【原料】新鲜苦瓜 150 克，新鲜西红柿 250 克。葱花、生姜末、食盐，香油、酱油。

【制作】先将新鲜苦瓜洗净，去子，用沸水浸泡 3 分钟后切成细丝，备用。再将西红柿洗净去皮，切成小片，与苦瓜丝一起放入盘中，拌入适量的葱花、生姜末、食盐，香油、酱油调和均匀。

【用法】佐餐食用。

【功效】清肝泻火，降低血压。适用于高血压病患者。

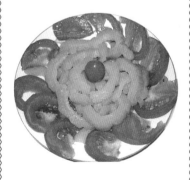

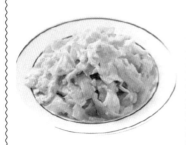

苦瓜炒鸡蛋

【原料】苦瓜 200 克，鸡蛋 6 个。食用植物油 15 毫升，姜 3 克，食盐 5 克，糖 1 克。

【制作】苦瓜去籽，切成小片。鸡蛋打散，姜切粒。锅内烧水，煮沸后下苦瓜片，用中火煮去部分苦味，捞出沥干。起锅倒入食用植物油，加入鸡蛋液、姜粒摊开。炒至四成熟时倒入苦瓜、食盐、糖，小火炒熟。

【用法】佐餐食用。

【功效】健脾开胃，凉血解毒。适用于目赤疼痛、高血压病、糖尿病患者。

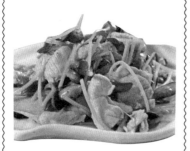

豌豆苗炒鸡片

【原料】豌豆苗 400 克，鸡胸脯肉 300 克，鸡蛋 2 个（取蛋清）。食盐、料酒、水淀粉、鲜汤、食用植物油。

【制作】豌豆苗去尖，洗净。鸡胸脯肉洗净，切片，用料酒、鸡蛋清、水淀粉拌匀，挂浆。食盐、料酒、水淀粉、鲜汤调制成调味汁，待用。锅置火上，倒油烧热，倒入鸡片，滑熟，捞出沥油，待用。锅留底油烧热，倒入豌豆苗翻炒片刻，再倒入鸡片炒匀，淋上调味汁。

【用法】佐餐食用。

【功效】消肿镇痛，助消化。适用于便秘、高血压病患者。

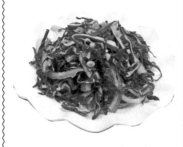

生拌紫甘蓝

【原料】紫甘蓝 200 克，洋葱 100 克。姜末、蒜末各 5 克，食盐 3 克，花椒油、胡椒粉。

【制作】紫甘蓝、洋葱洗净，均切细丝。把姜末、蒜末、胡椒粉、食盐、花椒油调成味汁。把调好的汁均匀地浇到切好的菜丝上，拌匀。

【用法】佐餐食用。

【功效】降低血压。适用于心脏病、动脉硬化、高血压病患者。

凉拌芹菜

【原料】芹菜300克。香油10毫升，糖5克，食盐适量。

【制作】择去芹菜根、叶，洗净，切成约4厘米长的段。锅内放水，用大火烧开，把芹菜放入锅内烫一下，再捞出沥干水。加入香油、食盐和糖，拌匀。

【用法】佐餐食用。

【功效】凉血止血，解毒宣肺。适用于高血压病患者。

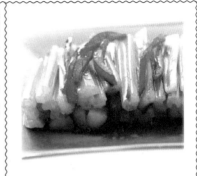

三彩菠菜

【原料】菠菜350克，粉丝50克，虾仁30克，鸡蛋2个。蒜末5克，食盐3克，醋10克，香油5克。

【制作】菠菜择洗干净，放沸水中略烫，捞出切长段。粉丝泡发后，剪成长段。虾仁洗净，鸡蛋加少许食盐打散。煎锅倒油烧至五成热，倒入蛋液，让其在锅内摊开，待摊成蛋皮后，取出，切丝。炒锅倒油烧热，炒香蒜末、虾仁，加入菠菜、粉丝、鸡蛋丝、食盐、醋、香油，翻炒至熟。

【用法】佐餐食用。

【功效】养血，止血，敛阴，润燥。适用于痔疮、高血压病患者。

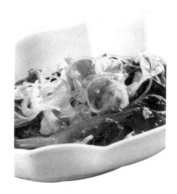

双仁拌茼蒿

【原料】茼蒿250克，松子仁、花生仁各25克。食盐、香油。

【制作】茼蒿择洗干净，入沸水中焯30秒，捞出，晾凉，沥干水分，切段。松子仁和花生仁挑去杂质。炒锅置火上烧热，分别放入松子仁和花生仁炒熟，取出，晾凉。取盘，放入茼蒿，用食盐和香油拌匀，撒上松子仁和花生仁。

【用法】佐餐食用。

【功效】宽中理气，消食开胃。适用于动脉硬化、便秘、高血压病患者。

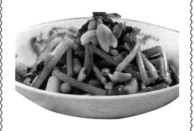

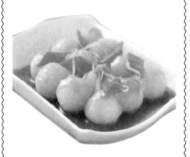

清蒸冬瓜球

【原料】冬瓜 500 克。胡萝卜、清水、姜、香油、食盐、酱油、水淀粉。

【制作】冬瓜去籽，靠近瓜瓤处用刀削除，再用挖球器挖出。姜切成丝。食盐、酱油、清水入碗内调成味料。胡萝卜洗净，切成片。冬瓜球、姜丝、胡萝卜片一起放入碗中，加食盐、酱油、水淀粉拌匀。将拌好的冬瓜球放入烧锅，用大火蒸软。将汤汁倒出，用水淀粉勾薄芡，再淋入适量香油。

【用法】佐餐食用。

【功效】清热利尿，化痰止渴。适用于肾脏疾病、水肿、肝硬化腹腔积液、高血压病患者。

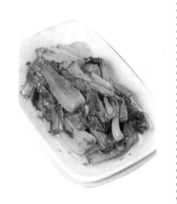

酱汁油菜

【原料】油菜 150 克。甜面酱、豆瓣酱、白糖、酱油、食用植物油。

【制作】油菜择洗干净，对半切开，入沸水中焯熟，捞出，沥干水分，装盘。炒锅置火上，倒入适量植物油，待油温烧至五成热，加甜面酱和豆瓣酱炒香，放入白糖、酱油和适量清水炒至汤汁黏稠，关火，淋在油菜上。

【用法】佐餐食用。

【功效】降低血压，促进肠道蠕动。适用于便秘、高血压病患者。

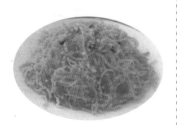

粉蒸胡萝卜丝

【原料】胡萝卜 500 克。淀粉、蒜、食盐、香油、葱。

【制作】葱择洗干净，切成葱花。胡萝卜洗净，切成细丝，蒜去皮，捣成泥。胡萝卜丝拌上淀粉，上笼用大火蒸 3 分钟，取出冷却后抖散。将蒸好的胡萝卜丝加蒜泥、食盐、香油拌匀装盘，撒上葱花。

【用法】佐餐食用。

【功效】降糖降脂，明目。适用于高脂血症、夜盲症、干眼症、高血压病患者。

芦笋炒冬瓜

【原料】冬瓜 350 克，新鲜芦笋 250 克，食盐、食用植物油、湿淀粉、鲜汤。

【制作】冬瓜切片，放入沸水锅中略焯，捞出沥干。鲜芦笋切片。将炒锅置火上，待锅烧热后，放入适量植物油，待油烧至六成热时，放入备好的冬瓜片、芦笋片，煸炒，再放入鲜汤、食盐，用武火烧沸后，再改为文火烧至菜熟透，并且用湿淀粉勾芡。

【用法】佐餐当菜，随意服食。

【功效】清热利水，降压减肥。适用于高血压病合并高脂血症患者。

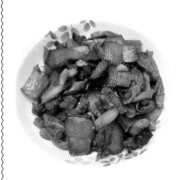

什锦蘑菇

【原料】鲜蘑菇 30 克，香菇 20 克，荸荠 50 克，胡萝卜 100 克，冬笋 50 克，腐竹 50 克，黄瓜 100 克，黑木耳 20 克，清水 500 毫升。食盐、葱花、姜末、水淀粉、香油。

【制作】鲜蘑菇、香菇洗净，荸荠切成圆片。冬笋、胡萝卜、黄瓜分别切片。腐竹用沸水浸泡后，切成小段，黑木耳泡发后。锅加清水，将以上食物放入，加料酒，大火烧沸后，改用小火，煨至入味后，加食盐、葱花、姜末等，拌和均匀，收汁，以湿淀粉勾薄芡，淋入香油。

【用法】佐餐当菜，随意服食，当日吃完。

【功效】清肝降火，滋补肝肾，降血压。适用于各类高血压病患者。

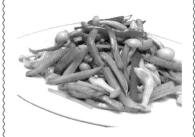

枸杞子炒虾仁

【原料】枸杞子 15 克，虾仁 200 克。料酒、葱花、姜末、食盐、食用植物油。

【制作】将枸杞子洗净，用温水浸泡，备用。虾仁冲洗干净，滤干。炒锅置火上，加植物油烧至七成热，倒入枸杞子与虾仁，加料酒、葱花、姜末，反复翻炒，待虾仁炒熟后，放入食盐少许，略炒。

【用法】佐餐当菜，随意食用。

【功效】双补阴阳，滋养降压。适用于高血压病患者。

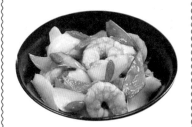

蘑菇烧冬瓜

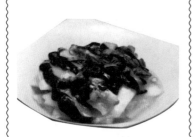

【原料】冬瓜 500 克，蘑菇 100 克。香菜、食用植物油、清汤、食盐、水淀粉。

【制作】将冬瓜洗净，去皮切成块状，放入烧热的油锅中煸炒，然后加入洗净的鲜蘑菇及食用植物油、汤料适量，煮至冬瓜熟烂，加食盐少许，用水淀粉勾芡，撒上香菜段。

【用法】佐餐当菜，随意服食。

【功效】益气减肥，化痰泄浊，降血压。适用于各类高血压病患者。

芹菜炒香干

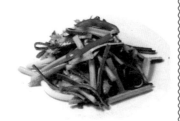

【原料】新鲜旱芹菜 200 克，香干 50 克。酱油、食盐、食用植物油。

【制作】将芹菜拣杂后洗净，切成段，用沸水焯一下。香干洗净，切成丝。锅中加植物油，大火熬热，先煸炒芹菜，再加香干丝，加酱油、食盐，快炒片刻。

【用法】佐餐当菜，随意食用。

【功效】清热利湿，平肝降压。适用于各类高血压病患者。

凉拌苦瓜

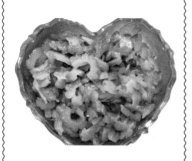

【原料】新鲜苦瓜 250 克。葱花、姜末、食盐、白糖、酱油、香油。

【制作】将新鲜苦瓜洗净，去籽，用开水浸泡 3 分钟，切成细丝，拌入适量葱花、姜末、食盐、白糖、酱油、香油，调和均匀。

【用法】当冷盘小菜，随餐食用。

【功效】清肝泻火，降血压。适用于各类高血压病患者。

三丝拌莴笋

【原料】莴笋 150 克，胡萝卜 1 根，青椒 1 个，粉丝 10 克。食盐 3 克，香油 10 克。

【制作】莴笋、胡萝卜去皮，洗净，切丝。青椒去蒂除子，切成丝。粉丝用温水泡软，切成段。将莴笋丝、胡萝卜丝、青椒丝、粉丝入沸水焯透，捞出晾凉入盘，加食盐、香油拌匀。

【用法】佐餐食用。

【功效】降压降脂。适用于便秘、高血压病患者。

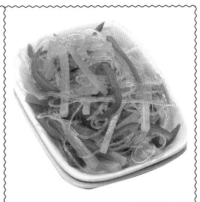

西兰花炒牛肉

【原料】西兰花 200 克，牛肉 150 克，胡萝卜半根。料酒、淀粉、酱油各 10 克，食盐 3 克，白糖、蒜蓉、姜末各 5 克。

【制作】牛肉洗净，切薄片，放入碗中，加料酒、酱油、淀粉腌渍 15 分钟。西兰花择洗干净，掰小朵，焯熟。胡萝卜去皮，洗净，切片。锅置火上，倒油烧至五成热，下牛肉炒至变色，捞出，沥油。锅留底油烧热，下蒜蓉、姜末炒香，加入胡萝卜、西兰花、牛肉翻炒，再加食盐、白糖、料酒、胡椒粉炒匀。

【用法】佐餐食用。

【功效】健脑壮骨，补脾和胃。适用于高血压病患者。

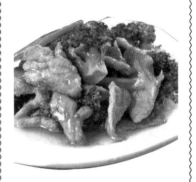

虾皮蒿子秆

【原料】蒿子秆 200 克，虾皮 10 克。食盐 2 克，食用植物油适量。

【制作】蒿子秆择洗干净，切段。炒锅置火上，倒油烧热，将虾皮、蒿子秆倒入锅内迅速翻炒，待蒿子秆将熟时，调入食盐翻炒均匀。

【用法】佐餐食用。

【功效】补肾壮阳，理气开胃。适用于心肌梗死、动脉硬化、高血压病患者。

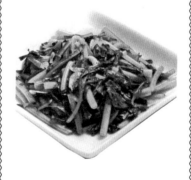

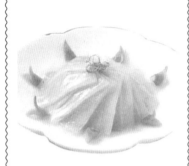

火腿扣冬瓜

【原料】冬瓜 400 克。火腿、西红柿、食用植物油、清水、食盐、糖、水淀粉。

【制作】火腿、西红柿均切成小片。冬瓜切成片。把冬瓜用煮沸的水煮一下，捞起冲透。把火腿片夹入冬瓜内，将冬瓜整齐排入深碗中，放入锅中隔水蒸 15 分钟。蒸好的冬瓜扣入碟中。烧锅置火上，加入适量食用植物油烧热，放入清水、食盐、糖，开后淋在冬瓜上，摆上西红柿片。

【用法】佐餐食用。

【功效】利尿消肿，清热祛暑。适用于动脉硬化、冠心病、肥胖症、高血压病患者。

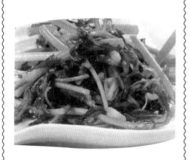

蒜蓉茼蒿

【原料】茼蒿 250 克，蒜瓣 25 克。葱花、水淀粉、食盐、食用植物油。

【制作】茼蒿择洗干净，切段。蒜瓣去皮，洗净，剁成蒜蓉。炒锅置火上，倒入适量植物油，待油温烧至七成热，放入葱花炒香，放入茼蒿翻炒 3 分钟。用食盐和蒜蓉调味，用水淀粉勾芡。

【用法】佐餐食用。

【功效】宽中理气，消食开胃。适用于便秘、眩晕、胸闷、高血压病患者。

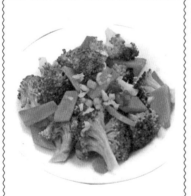

西兰花烩胡萝卜

【原料】西兰花 250 克，胡萝卜 50 克。葱花、蒜末各 5 克，食盐 3 克，食用植物油。

【制作】西兰花择洗干净，掰成小朵，入沸水中略焯，捞出，沥干水分。胡萝卜洗净，切片。炒锅置火上，倒入植物油烧至七成热，加葱花、蒜末炒香，放入胡萝卜翻炒，倒入西兰花炒熟，用食盐调味。

【用法】佐餐食用。

【功效】健脑壮骨，补脾和胃。适用于久病体虚、肢体痿软、耳鸣健忘、高血压病患者。

碎米蒸茄瓜

【原料】茄子 300 克。香菇、火腿、青豆粒、蒜、食用植物油、生抽、食盐。

【制作】茄子去皮洗净，切成块。香菇洗净泡发。蒜去皮洗净，香菇、火腿、蒜均切成粒。茄子块摆入碟内，撒上香菇粒、火腿粒、蒜子粒、青豆粒，加食用植物油、生抽、蒜粒、食盐拌匀。烧锅置火上，加适量清水煮沸，架好蒸架，摆上装茄子的碟，用大火隔水蒸 110 分钟取出。

【用法】佐餐食用。

【功效】清热解暑，降低胆固醇。适用于高血压病、冠心病患者。

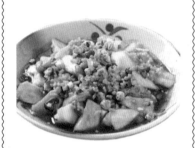

芦笋鸡片

【原料】芦笋 200 克，鸡胸脯肉 100 克。葱花、姜丝、酱油、白糖、食盐、食用植物油。

【制作】芦笋去根，洗净，切斜段。鸡胸脯肉洗净，切片。炒锅置火上，倒入适量植物油，待油温烧至七成热，加葱花、姜丝炒香，放入鸡片炒匀。加酱油、白糖和适量清水，倒入芦笋段炒熟，用食盐调味。

【用法】佐餐食用。

【功效】润肺镇咳，祛痰。适用于糖尿病、高血压病患者。

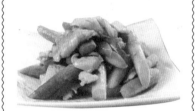

清蒸三文鱼

【原料】三文鱼肉 300 克。葱丝、姜丝，香油 3 克，食盐 2 克。

【制作】三文鱼肉洗净，切段，撒少许食盐抓匀，腌渍 30 分钟。取盘，放入三文鱼，放上葱丝、姜丝、香油，放入烧沸的蒸锅大火蒸 10 分钟。

【用法】佐餐食用。

【功效】降低血脂，加强血液循环。适用于糖尿病、高血压病患者。

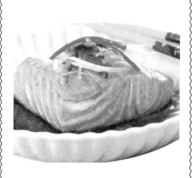

蜂蜜胡萝卜

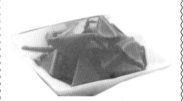

【原料】胡萝卜500克。蜂蜜、香油。

【制作】胡萝卜洗净去皮，切成片。在锅中加入适量清水，大火煮沸，放入胡萝卜片，煮至黏稠，捞起沥干水，晾凉。加入蜂蜜、香油拌匀。

【用法】佐餐食用。

【功效】降血压，降血糖，强心。适用于冠心病、动脉硬化、高血压病患者。

韭菜炒鸡蛋

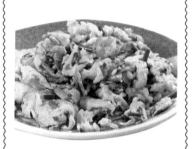

【原料】鸡蛋120克，韭菜50克。食盐1.5克，食用植物油适量。

【制作】韭菜择洗干净，切成段。鸡蛋打散，将韭菜段倒入，加入少量食盐搅拌在一起。油锅烧热，将拌好的韭菜鸡蛋倒入，翻炒片刻即可。

【用法】佐餐食用。

【功效】益肝健胃，行气理血。适用于动脉硬化、高血压病患者。

荠菜干丝

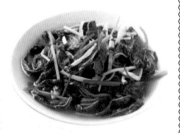

【原料】荠菜500克，豆腐干50克，竹笋40克。食用植物油、食盐、糖、醋、清汤、干红辣椒。

【制作】将荠菜择洗净，放入沸水中稍余。豆腐干、竹笋洗净，切成丝。干红辣椒洗净，切丝。炒锅置火上，加入适量食用植物油烧至八成热，下入豆腐干丝、竹笋丝煸炒。倒入荠菜，加糖、食盐、醋、清汤适量，煮沸，最后撒上干红辣椒丝，出锅装盘。

【用法】佐餐食用。

【功效】降低血压，消炎抗菌。适用于胃溃疡、胃炎、肾炎、高血压病患者。

凉拌马蹄

【原料】马蹄 250 克，胡萝卜 100 克。黄瓜、黑木耳、鸡蛋、酱油、醋、糖、食盐、香油。

【制作】马蹄、胡萝卜均去皮，切片。黑木耳洗净，撕块。黄瓜洗净，切片，加食盐腌片刻，沥去食盐水。糖、酱油、醋、香油放入碗中，调和均匀，制成酱料。马蹄片、胡萝卜片、黑木耳块分别下沸水锅内汆熟，捞出，沥水，过凉待用。将加食盐拌匀的鸡蛋煎成蛋饼，晾凉，切小片。将马蹄、胡萝卜、黑木耳、黄瓜、鸡蛋摆在盘内，淋上酱料，拌匀。

【用法】佐餐食用。

【功效】降低血压，调节酸碱平衡。适用于咳嗽痰多、咽干喉痛、高血压病患者。

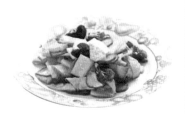

莴笋炒牛肉丝

【原料】莴笋 300 克，牛肉丝 200 克。蒜末、葱花各 5 克，酱油、料酒各 10 克，食盐 3 克，食用植物油。

【制作】将莴笋去皮洗净，切成丝。牛肉洗净，切成丝，用酱油和料酒腌渍 10 分钟。锅置火上，倒植物油烧热后，放蒜末、葱花爆香，加入牛肉丝，大火快炒约 1 分钟，捞出备用。锅留底油，放入莴笋丝大火快炒约 2 分钟，加牛肉丝翻炒均匀，加食盐调味。

【用法】佐餐食用。

【功效】降压降脂。适用于便秘、高血压病患者。

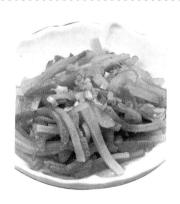

蒜蓉木耳菜

【原料】木耳菜 400 克。蒜蓉 15 克，葱末、姜丝各 10 克，食盐 3 克，料酒 5 克。

【制作】木耳菜切段，待用。炒锅置火上，倒油烧热，放入木耳菜快速翻炒，然后调入蒜蓉、葱末、姜丝、食盐、料酒，翻炒至熟。

【用法】佐餐食用。

【功效】扩张血管，稳定血压。适用于动脉硬化、高血压病患者。

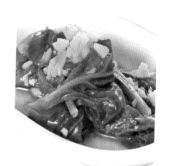

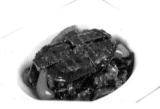

大蒜腐竹焖甲鱼

【原料】甲鱼500克，大蒜90克，腐竹60克，生姜4片，葱花、料酒少许。

【制作】将甲鱼活剖宰，去肠脏，切块，用开水焯去血腥，捞起滤干水分。腐竹用清水浸软，切段。大蒜去衣洗净切段。起油锅，下姜、葱炒香，放入甲鱼、大蒜炒至微黄，洒少许料酒，同时放入瓦锅内焖至肉熟，勾芡、下葱花调匀。

【用法】佐餐当菜，随意食用。

【功效】滋养肝肾，健胃化滞。适用于高血压病、高脂血症患者。

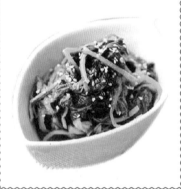

香油拌菠菜

【原料】新鲜菠菜350克，香油、醋、大葱白、食盐。

【做法】先将新鲜菠菜去根，洗净后切段，备用。将大葱白切成葱花备用。再将准备好的菠菜段放入沸水中焯熟，捞出沥干，装盆备用。将香油置于铁锅内烧热，浇在备好的菠菜段上，再放入备好的葱花、醋、食盐，调拌均匀。

【用法】佐餐食用。

【功效】清热养肝，润肠通便。适用于高血压病患者。

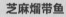

芝麻熘带鱼

【原料】带鱼300克，熟芝麻末20克。番茄酱、食盐、湿淀粉。

【制作】将带鱼拣杂，清水中漂洗干净（勿弃表面银白色油层），切成斜方块，放入烧至七成热的油锅中，炸至呈金黄色时捞出，装盘。锅留底油，加入少许水，加番茄酱适量，调匀，煮沸后，加食盐，并用湿淀粉勾芡，用手勺不断搅动，使汁不粘锅，撒上熟芝麻末，浇淋在带鱼上。

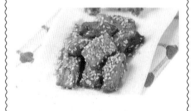

【用法】佐餐当菜，随意食用。

【功效】滋养肝肾，降脂降压。适用于各类高血压病患者。

天麻炖乳鸽

【原料】天麻 15 克，乳鸽 1 只（约 250 克）。葱花、姜末、清水、食盐。

【制作】将天麻用淘米水浸泡 2 小时，洗净后切片。乳鸽宰杀后，用料酒及食盐抹一下，片刻后用清水略冲，将乳鸽放入蒸碗内，加葱花、姜末及清水，放入天麻片，上笼，大火蒸约 1 小时，取出加食盐少许，拌和。

【用法】佐餐当菜，随意服食，吃鸽肉喝汤，同时嚼食天麻。

【功效】平肝熄风，定惊潜阳，降血压。适用高血压病患者。

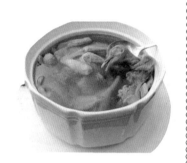

首乌黑豆炖甲鱼

【原料】何首乌 10 克，黑豆 60 克，枸杞子 18 克，甲鱼 1 只，大枣 6 枚，生姜片、食盐、十三香。

【制作】将甲鱼宰杀，去内脏，洗净切块，略炒备用。把甲鱼块、黑豆、何首乌、枸杞子、大枣、生姜片、食盐、十三香一同放入汤盆中，加入清水适量，隔水炖至甲鱼熟烂。

【用法】吃肉喝汤。

【功效】滋肾养肝，降压。适用于高血压病患者。

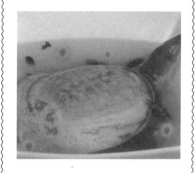

香菇烧菜花

【原料】菜花 250 克，香菇 30 克，清水 250 克，淀粉 10 克，食盐 5 克，葱、姜适量，鸡油 10 毫升，花生油 10 毫升。

【制作】将菜花掰成小块，用沸水焯透，将香菇洗净待用。再将花生油烧热后放入葱姜煸出香味，再放入食盐、清水，烧沸后将姜、葱捞出，再将菜花、香菇放入砂锅内，用微火稍煮入味后，淋入淀粉，鸡油，翻匀。

【用法】佐餐食用。

【功效】益气健胃，降血脂，降血压。适用于高血压病合并高脂血症、动脉硬化患者。

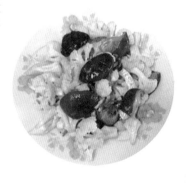

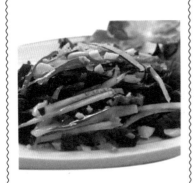

凉拌黑木耳

【原料】黑木耳 100 克，黄瓜 200 克。蒜、葱、芝麻、食盐、香油。

【制作】黄瓜洗净，去皮，切丝。黑木耳浸发，去根、蒂，入沸水氽熟，捞出，沥干，装入碗中。蒜去皮，捣成泥。葱洗净，切成末。碗中加入黄瓜丝、蒜泥、芝麻、食盐、葱末、香油，拌匀后。

【用法】佐餐食用。

【功效】清胃涤肠，稳压降压。适用于缺铁性贫血、心脑血管疾病、高血压病患者。

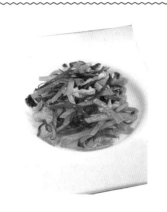

三丝紫甘蓝

【原料】紫甘蓝 100 克，柿子椒、胡萝卜、鸡胸肉各 50 克。食盐 2 克，葱花 5 克，食用植物油。

【制作】紫甘蓝、胡萝卜洗净，切丝。柿子椒洗净，去蒂除子，切丝。鸡胸肉洗净，切丝。锅置火上，倒入植物油烧热，放葱花炒香，放入鸡肉丝和胡萝卜丝煸熟，下入紫甘蓝丝和柿子椒丝翻炒 1 分钟，用食盐调味。

【用法】佐餐食用。

【功效】杀虫止痒，降低血压。适用于皮肤瘙痒、高血压病患者。

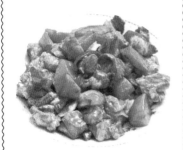

胡萝卜烧羊肉

【原料】羊肉 250 克，胡萝卜 200 克。食用植物油、料酒、酱油、姜片、干辣椒、丁香、孜然、橙皮，食盐 3 克。

【制作】羊肉洗净切块，放入开水锅中氽烫，然后取出沥干。胡萝卜洗净去皮，切成滚刀块。炒锅烧热，倒入适量油，先煸香干辣椒、姜片、丁香、孜然和橙皮，然后放入羊肉，倒入料酒、酱油、食盐炒匀。羊肉上色后倒入适量清水没过羊肉，炖 1 个小时后，倒入胡萝卜，继续炖煮，至汤汁收稠，胡萝卜软嫩出锅。

【用法】佐餐食用。

【功效】健脾和胃，补肝明目。适用于肠胃不适、便秘、夜盲症、高血压病患者。

紫菜氽鱼

【原料】草鱼 500 克，紫菜 50 克，油菜心 50 克。小葱、姜片、料酒、食盐、胡椒粉、食用植物油。

【制作】活草鱼去鳞、鳃，从背后部剖开去内脏，斩断头尾，剔去脊骨粗刺，鱼肉切成约 4 厘米长、2 厘米宽、1 厘米厚的条，加食盐、料酒浸 5 分钟。紫菜用清水浸泡 2 分钟，洗去泥沙，撕成小块。油菜心洗净，小葱打结。锅内放食用植物油烧热，放菜心煸熟，盛入大汤碗内。炒锅置大火上，放入冷水 750 毫升、鱼条、葱结、姜片、料酒、姜，加油、紫菜，煮沸，倒入大汤碗内，撒上胡椒粉。

【用法】佐餐食用。

【功效】利尿清热，补肾养心。适用于水肿、脚气、心脑血管疾病（高血压病患者）。

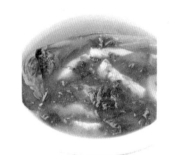

芹菜炒土豆片

【原料】芹菜 250 克，土豆 100 克。葱花、食盐、食用植物油。

【制作】芹菜择洗干净，切段，入沸水中焯透。土豆去皮，洗净，切片。炒锅置火上，倒入适量植物油，待油温烧至七成热，加葱花炒出香味，倒入土豆片翻炒均匀。加适量清水烧熟，放入芹菜段翻炒均匀，用食盐调味。

【用法】佐餐食用。

【功效】平肝清热，降低血压。适用于中风、高血压病患者。

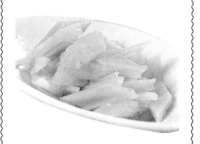

番茄丝瓜

【原料】丝瓜 250 克，番茄 100 克。葱花、食盐、食用植物油。

【制作】丝瓜洗净，切滚刀块。番茄洗净，去蒂，切块。炒锅置火上，倒入适量植物油，待油温烧至七成热，加葱花炒出香味，放入丝瓜块和番茄块炒熟，用食盐调味。

【用法】佐餐食用。

【功效】健胃消食，生津止渴。适用于脑血栓、高血压病患者。

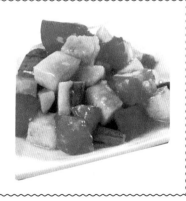

莴笋炒山药

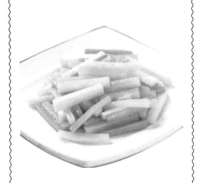

【原料】山药 300 克，莴笋 200 克。胡萝卜 50 克，食盐、胡椒粉、醋、食用植物油。

【制作】山药、莴笋、胡萝卜分别洗净，去皮，切长条，入沸水锅中焯水，捞出，沥水。锅内加入食用植物油烧热，放入山药、莴笋、胡萝卜翻炒，加食盐、醋、胡椒粉调味。

【用法】佐餐食用。

【功效】益志安神，延年益寿。适用于糖尿病、尿血、高血压病患者。

芦笋烧鲜虾

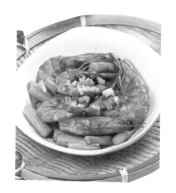

【原料】芦笋 200 克，鲜虾 100 克。葱丝、姜丝、食盐、白糖、料酒、水淀粉、食用植物油。

【制作】芦笋去根，洗净，切斜段。鲜虾剪掉虾须，剪开背部，挑出虾线，洗净。取小碗，放入食盐、白糖、料酒、水淀粉搅匀，制成调味汁。炒锅置火上，倒入适量植物油，待油温烧至七成热，加葱丝、姜丝炒香，放入芦笋段炒至八成熟，倒入鲜虾，淋入调味汁，大火收干汤汁。

【用法】佐餐食用。

【功效】扩张血管，降低血压。适用于冠心病、高血压病患者。

醋熘土豆丝

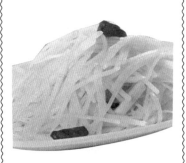

【原料】土豆 250 克，红辣椒 1 个。葱、食盐、醋、食用植物油。

【制作】土豆去皮，洗净，切丝。葱洗净，切丝。红辣椒洗净，切段。锅内倒植物油烧至五成热，下红辣椒炸出香味，下葱丝煸香。放入土豆丝翻炒，待土豆丝稍变软后，用食盐、醋调味。

【用法】佐餐食用。

【功效】和胃健中，解毒消肿。适用于中风、高血压病患者。

紫菜拌白菜

【原料】白菜 500 克，紫菜 15 克。蒜 25 克，食用植物油、食盐、醋、香油。

【制作】取白菜嫩叶切成丝，放入沸水烫一下后捞出，晾凉，挤去水分。紫菜放温水里浸泡，撕成小块，控水。蒜剁成细末。锅置火上，放食用植物油烧至五成热，放入蒜末煸炒出香味，出锅倒在碗里，加上食盐、醋、香油拌匀成调味汁。将白菜丝和紫菜放在大碗里，加入调好的味汁调拌均匀，装盘上桌。

【用法】佐餐食用。

【功效】利尿清热，补肾养心。适用于水肿、脚气、心脑血管疾病（高血压病）患者。

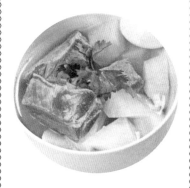

萝卜排骨煲

【原料】白萝卜 200 克，排骨 250 克。葱花 5 克，料酒 10 克，食盐 3 克，胡椒粉、香菜末各少许。

【制作】白萝卜去皮切块。排骨切段。两者分别放入沸水中焯透，沥干水。煲内放入排骨，加适量清水大火煮沸后，转小火继续焖煮 45 分钟，加入萝卜块再煮约 30 分钟，加食盐、料酒、胡椒粉调味，撒上葱花和香菜末。

【用法】佐餐食用。

【功效】保护血管，降低血压。适用于冠心病、高血压病患者。

蒜泥三丝

【原料】红肠、腐竹各 100 克。食盐、白糖、醋、香油、香菜、蒜泥、酱油。

【制作】腐竹用水泡发，切段，再顺长切丝，用沸水余透，捞出，沥干，放碗中，加食盐拌匀。香菜择洗干净，余至断生，捞出，沥干，加香油拌匀。红肠切或粗丝待用。将腐竹丝、香菜丝、红肠丝放入碗内，加食盐、白糖、蒜泥、醋、酱油、香油拌匀，装盘。

【用法】佐餐食用。

【功效】舒张血管，降低血压。适用于动脉硬化、高血压病患者。

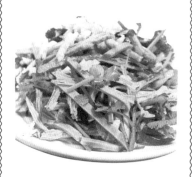

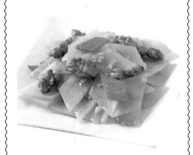

桃仁莴笋

【原料】莴笋 400 克，净核桃仁 50 克，胡萝卜 50 克。蒜蓉、食盐、食用植物油、香油。

【制作】莴笋切片，下入开水锅内余熟，捞出，沥干水分，装盘。胡萝卜切成片。炒锅置火上，加入适量食用植物油，大火烧至九成热，下入核桃仁炸一下，捞出，沥干油。炒锅留底油，以蒜蓉爆香，下入莴笋片、胡萝卜片翻炒，加食盐、香油，最后加核桃仁炒匀，出锅装盘。

【用法】佐餐食用。

【功效】利尿降压。适用于消化功能减弱、消化道中酸性降低、便秘、高血压病患者。

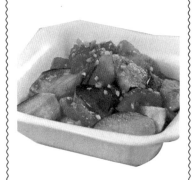

番茄炒茄子

【原料】茄子 250 克，番茄 50 克。葱花、食盐、水淀粉、食用植物油。

【制作】茄子去蒂，洗净，切滚刀块。番茄洗净，去蒂，切块。炒锅置火上，倒入适量植物油，待油温烧至七成热，放葱花炒香，放入茄子块翻炒均匀。加适量清水烧至茄子块八成熟，放入番茄块烧熟，用食盐调味，水淀粉勾芡。

【用法】佐餐食用。

【功效】消除疲劳，延缓衰老。适用于动脉硬化、高血压病患者。

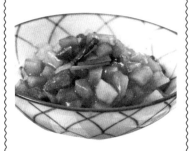

桃梨焖牛肉

【原料】牛腿肉 200 克，番茄、桃子、生梨、土豆、葱头各 50 克。食用植物油、食盐、胡椒粉、牛肉清汤。

【制作】肉洗净，切丁。桃子、生梨洗净去皮及核，切丁。番茄洗净切丁。土豆去皮，切滚刀块。葱头洗净切末。炒锅倒油烧至六成热时，放入葱头末炒至微黄，放入牛肉丁煎至上色，放入番茄丁稍炒片刻，倒入牛肉清汤少许，用大火煮沸，改温火焖 1 小时，放入土豆焖至熟透，加桃、生梨稍焖，再加入食盐、胡椒粉调味。

【用法】佐餐食用。

【功效】止咳祛痰，降低血压。适用于肠燥便秘、缺铁性贫血、高血压病患者。

香菇苦瓜

【原料】苦瓜 300 克，香菇（鲜）100 克。胡萝卜、食用植物油、食盐、糖、料酒。

【制作】苦瓜去瓤、籽，洗净，切粗丝，入沸水中余一下，捞出，沥水。香菇洗净，去蒂切丝。胡萝卜洗净，切丝。炒锅倒食用植物油烧热，放入香菇丝和胡萝卜丝，煸至略变软，倒入苦瓜丝煸炒透。加食盐、料酒、糖和水（适量），煮沸，炒匀后盛入盘。

【用法】佐餐食用。

【功效】降压降糖。适用于肝炎、慢性胃炎、胃和十二指肠溃疡、高血压病患者。

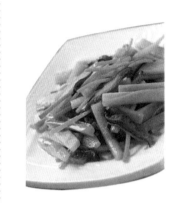

家常茄子

【原料】茄子 200 克，韭菜 50 克。葱花、酱油、白糖、食盐、食用植物油。

【制作】茄子去蒂，洗净，切滚刀块。韭菜择洗干净，切寸段。炒锅置火上，倒入适量植物油，待油温烧至七成热，放葱花炒香，放入茄子块翻炒均匀。加酱油、白糖和适量清水烧至茄块熟透倒入韭菜段炒熟，用食盐调味。

【用法】佐餐食用。

【功效】清热，活血，止痛，消肿。适用于皮肤溃疡、高血压病患者。

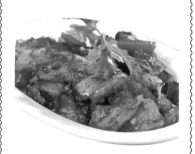

鸡蛋木耳炒肉

【原料】猪肉丝 150 克，鸡蛋 2 个，水发黑木耳 100 克。葱末、姜末各 5 克，食盐 3 克，料酒 10 克。

【制作】鸡蛋洗净，磕入碗内，打散，加少许食盐搅拌。水发黑木耳去蒂，洗净，撕开。猪肉丝洗净，加料酒、食盐抓匀，腌渍 15 分钟。炒锅内倒油烧热，倒入加食盐搅匀的鸡蛋液炒熟，盛出。锅内倒油烧热，下葱末、姜末爆香，放入猪肉丝煸炒至断生，加入料酒略炒，再放入鸡蛋、木耳翻炒均匀。

【用法】佐餐食用。

【功效】滋补润燥，养血益胃。适用于动脉硬化、高血压病患者。

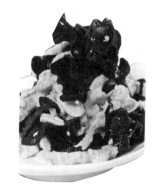

香菇生菜

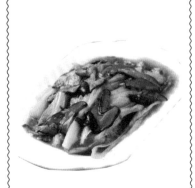

【原料】生菜 400 克，香菇 50 克。水淀粉、食盐、姜、蒜、料酒、玫瑰酒、食用植物油。

【制作】生菜去根、老叶，洗净，撕小块，焯水，沥干。香菇去蒂，切成丝。姜洗净，切末。蒜去皮，切末。炒锅置火上，加入适量食用植物油烧热，下入蒜末和香菇丝煸炒片刻，加清水、姜末、料酒、玫瑰酒煮沸。放入生菜炒匀，加料酒、食盐调味，用水淀粉勾芡，出锅装盘。

【用法】佐餐食用。

【功效】镇痛催眠，降低胆固醇。适用于神经衰弱、心血管疾病、高血压病患者。

木耳烩丝瓜

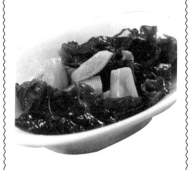

【原料】水发木耳 25 克，丝瓜 250 克。葱花、花椒粉、食盐，食用植物油 3 克。

【制作】水发木耳洗净，撕成小片。丝瓜刮去老皮，洗净，切成滚刀块。炒锅倒入植物油烧至七成热，下葱花、花椒粉炒出香味，倒入丝瓜和木耳翻炒至熟，用食盐调味。

【用法】佐餐食用。

【功效】润肺生津，降低血压。适用于糖尿病、高血压病患者。

爽口木耳

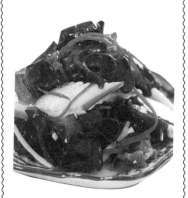

【原料】水发黑木耳 100 克，黄瓜 100 克，红辣椒 2 个。食盐 3 克，蒜汁、葱丝各 5 克，香油 8 克，白糖、醋各 10 克。

【制作】水发黑木耳去蒂，洗净，撕小片备用。黄瓜洗净，切块。红辣椒洗净，切丝。锅内放水煮沸，放入洗好的黑木耳氽烫一下，捞出，冲凉，沥水。将黑木耳片、黄瓜块、红辣椒丝放入容器中，加入食盐、香油、蒜汁、葱丝、白糖、醋拌匀。

【用法】佐餐食用。

【功效】养血益胃，活血止血。适用于动脉硬化、高血压病患者。

大葱牛肉丝

【原料】牛肉 200 克，大葱 100 克。食用植物油、红辣椒、姜、香菜、食盐、胡椒粉、柱候酱、老抽、香油、水淀粉。

【制作】牛肉、大葱、红辣椒、姜均切丝，香菜切粒。牛肉丝调入食盐、水淀粉腌约 3 分钟，把大葱丝先摆入碟内。烧锅下食用植物油，待油热时放入姜丝、红辣椒丝、柱候酱炒香锅。放入牛肉丝，用中火炒至牛肉快熟时再调入剩下的食盐、胡椒粉、老抽炒匀，用水淀粉勾芡，淋入香油，撒上香菜，出锅倒入大葱上。

【用法】佐餐食用。

【功效】补中益气，滋养脾胃。适用于手术后调养、高血压病患者。

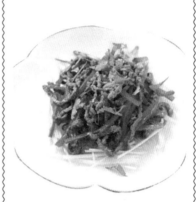

肉末茄子

【原料】茄子 250 克，瘦猪肉 50 克，青椒 50 克。葱末、姜末、食盐、水淀粉、酱油、白糖、蒜末、食用植物油。

【制作】茄子去蒂，切滚刀块。青椒去蒂，切成丝。瘦猪肉剁成肉末。锅置大火上，倒入植物油，待油烧至七成热，加葱末、姜末炒香。放入肉末煸熟，倒入茄子块、青椒丝翻炒均匀，加酱油、白糖和适量清水烧至茄子块熟透，用蒜末、食盐调味，水淀粉勾芡。

【用法】佐餐食用。

【功效】清热，活血，止痛，消肿。适用于皮肤溃疡、高血压病患者。

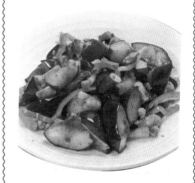

姜拌海带

【原料】水发海带 150 克。食盐、酱油、醋、姜末、香油。

【制作】水发海带用温水洗净，切成细丝。将姜末、食盐、酱油、醋、香油调或调味汁。海带放入沸水中焯透，捞出沥干水分，浇上调味汁拌匀。

【用法】佐餐食用。

【功效】降血脂，降血糖。适用于冠心病、糖尿病、动脉硬化、高血压病患者。

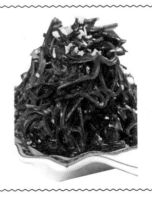

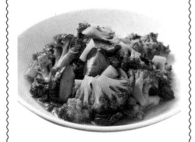

香菇炒西兰花

【原料】西兰花 450 克。香菇、食用植物油、蒜片、食盐、胡椒粉。

【制作】西兰花洗净，切块。用热水把香菇泡软，洗净，挤干水分，切片。西兰花、香菇同时放入沸水中烫 3 分钟，捞出。炒锅置大火上，加入适量食用植物油烧热，下入蒜片炒约 1 分钟，倒入香菇炒 1 分钟，加西兰花、食盐翻炒均匀。倒入适量清水，将锅盖盖上，火调至中火，焖 5 分钟左右，直到西兰花烧软，期间需要不断翻炒，去掉蒜片，撒上胡椒粉，出锅装盘。

【用法】佐餐食用。

【功效】化痰理气，解毒。适用于动脉硬化、糖尿病、高血压病患者。

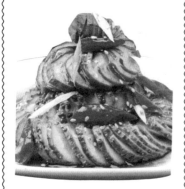

蓑衣黄瓜

【原料】黄瓜 250 克。花椒粒、辣椒段、食盐、白糖、醋、香油、食用植物油。

【制作】黄瓜去蒂，在一面切斜刀，另一面切直刀，但都不切断，从头切到尾。取小碗，倒入花椒粒和辣椒段。锅置火上，倒入适量食用植物油，待油温烧至九成热，关火，淋在花椒粒和辣椒段上，做成辣椒油。取盘，放入切好的黄瓜，加食盐、白糖、醋、香油和辣椒油拌匀，送入冰箱冷藏 1 小时。

【用法】佐餐食用。

【功效】清热利尿，健脑安神。适用于水肿尿少、糖尿病、高血压病患者。

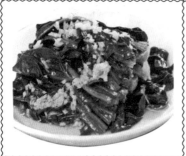

姜汁菠菜

【原料】菠菜 250 克，姜汁 5 毫升。食盐 2 克，香油。

【制作】菠菜择洗干净，入沸水中焯烫 30 秒，捞出，晾凉，沥干水分，切段。取盘，放入菠菜段，用姜汁、食盐和香油调味。

【用法】佐餐食用。

【功效】扩张血管，降低血压。适用于高血压病患者。

芹菜牛肉

【原料】嫩牛肉 300 克，芹菜 150 克。料酒、酱油、糖、小苏打、水淀粉、胡椒粉、葱片、姜片、姜末、食用植物油。

【制作】牛肉横切薄片，加小苏打、酱油、胡椒粉、水淀粉、料酒、姜末和水，浸 10 分钟，加酱油，腌 1 小时。油烧六成热，放牛肉片，肉色变白时沥油。锅内留油复上火，放葱片、姜片、糖、酱油、水煮沸，用水淀粉勾芡，放牛肉片、芹菜片，拌均匀。

【用法】佐餐食用。

【功效】强健筋骨，化痰息风。适用于手术后调养、动脉硬化、高血压病患者。

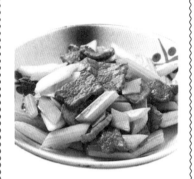

丝瓜炒鸡蛋

【原料】丝瓜 200 克，鸡蛋 120 克。葱、食盐、食用植物油。

【制作】丝瓜去皮切滚刀片，放入开水中焯一下。鸡蛋打散。锅中放入底油，将鸡蛋炒熟，盛出。另起锅，放入油，将葱段爆香，倒入丝瓜，加食盐翻炒，加入蛋花，翻炒均匀。

【用法】佐餐食用。

【功效】润肺生津，降低血压。适用于糖尿病、高血压病患者。

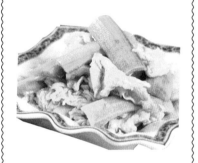

葱烧牛肉

【原料】牛腱子肉 250 克，葱白 40 克，熟芝麻 20 克。蒜、姜、酱油、辣椒、干香菇、黄酒、食盐、醋。

【制作】牛腱子肉洗净去筋膜，切块，再切成薄片。葱白洗净，切成滚刀块。牛肉放入瓷碗内，放入蒜、姜、酱油、辣椒、黄酒拌匀，腌 10 分钟。干香菇水发后，洗净，去蒂切丝。炒锅内倒入油烧至八成热，放入牛肉片、香菇丝、葱白爆炒熟，然后放入蒜末、醋、食盐炒匀装盘，撒上熟芝麻。

【用法】佐餐食用。

【功效】滋养脾胃，强健筋骨。适用于高血压病患者。

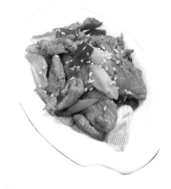

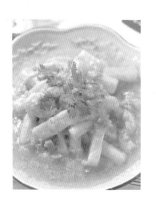

多彩蒸草鱼

【原料】鲜草鱼 300 克。玉米粒、火腿、姜、香菜、食盐、料酒、酱油。

【制作】鲜草鱼杀净，去骨，将鱼肉切长条段。火腿切粒，姜切粒。草鱼段摆入碟内，拌上料酒、酱油、食盐，摆上玉米粒、生姜粒、火腿粒。入蒸笼大火蒸10 分钟，撒上香菜。

【用法】佐餐食用。

【功效】延缓衰老，降低血清胆固醇。适用于高血压病患者。

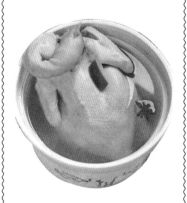

李子果香鸡

【原料】柴鸡 300 克，李子 100 克，洋葱 40 克，土豆20 克。姜 5 片，黄酒 10 克，八角 1/2 个，食盐 3 克。

【制作】柴鸡洗净后用淘米水浸泡半小时。将整鸡焯水去血沫，捞出控干水分装入汤锅。加入切好的洋葱、土豆、李子、姜片和八角，加入适量清水。大火煮开，烹入黄酒，开盖继续煮 10 分钟。然后加盖转文火煲 60 分钟，加食盐调味出锅。

【用法】佐餐食用。

【功效】利尿消肿，促进消化。适用于高血压合并糖尿病患者。

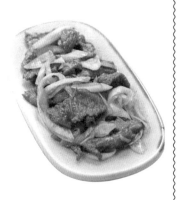

葱爆羊肉

【原料】羊腿肉 300 克，大葱 100 克。姜丝、蒜片各 5 克，酱油、料酒各 10 克，食盐 3 克，花椒粉、食用植物油、香油各少许。

【制作】羊肉切片，加酱油、料酒、食盐、花椒粉拌匀。大葱切段待用。炒锅置火上，倒入植物油烧热，放姜丝、蒜片煸炒，放入羊肉片，大火爆炒，待羊肉变色，放入葱段炒至肉熟，淋香油。

【用法】佐餐食用。

【功效】补血益气，温中暖肾。适用于高血压病患者。

茄子蒸草鱼片

【原料】草鱼 500 克，茄子 300 克。食盐、水淀粉、食用植物油、胡椒粉。

【制作】草鱼洗净，斩去头、尾，取净鱼肉，切成大片。鱼片加食盐、水淀粉拌匀。茄子去皮改成条状，下锅用食用植物油炸熟，铺在盘中垫底。将鱼片摆放于茄子上，撒上胡椒粉，上笼蒸熟。

【用法】佐餐食用。

【功效】清热解毒，暖胃和中。适用于头痛、久疟、心血管疾病、高血压病患者。

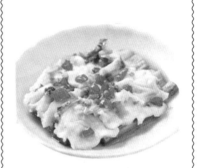

苦瓜拌木耳

【原料】苦瓜 200 克，黑木耳 10 克，红椒 30 克。大蒜 10 克，食盐 2 克，生抽、醋、香油、糖、辣椒油。

【制作】苦瓜洗净切片。木耳泡发，红椒洗净切丝。将大蒜末、食盐、生抽、醋、香油、糖、辣椒油调成汁备用。将黑木耳、苦瓜分别焯熟，捞起放入凉开水中备用。将所有材料放在盘中，倒入调味汁，拌匀。

【用法】佐餐食用。

【功效】清心明目，降压降糖。适用于糖尿病、高血压病患者。

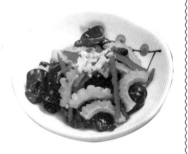

黄瓜拌金针菇

【原料】黄瓜 200 克，金针菇 100 克。葱花、蒜末、食盐、白糖、醋、酱油、香油。

【制作】黄瓜洗净，去蒂，切丝。金针菇去根，洗净，放入沸水中焯透，捞出，过凉，沥干水分。取小碗，加葱花、蒜末、食盐、白糖、醋、酱油和香油搅匀，制成调味汁。取盘，放入黄瓜丝和金针菇，淋入调味汁拌匀。

【用法】佐餐食用。

【功效】降低胆固醇，保护血管。适用于肠胃溃疡、高血压病患者。

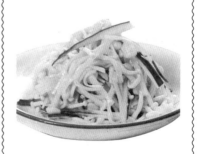

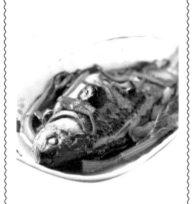

金腿鲫鱼

【原料】鲫鱼500克。火腿、油菜心、香菇、葱、姜、料酒、食盐、胡椒粉、水淀粉。

【制作】葱切段，火腿、香菇、姜分别切片。油菜心用沸水汆一下，捞出，沥干水分。鲫鱼去内脏，洗净，放在盘中加食盐、料酒，上摆火腿片、葱段、姜片、香菇，放到蒸锅中蒸10~15分钟后，取出葱段、姜片。坐锅点火，将蒸好的鱼倒入锅中，加适量的水、胡椒粉、油菜，开锅后淋入水淀粉，待汁浓时出锅。

【用法】佐餐食用。

【功效】健脾利湿，和中开胃。适用于慢性肾炎水肿、心脑血管疾病、高血压病患者。

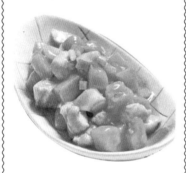

南瓜鸡丁

【原料】鸡胸肉200克，南瓜100克。淀粉15克，番茄酱20克，食盐1克，胡椒粉少量，葱1棵，蒜2瓣。

【制作】把鸡胸肉切丁，用食盐、胡椒粉腌半小时。南瓜去皮切丁。锅内放油加热，放入蒜爆香，放进南瓜翻炒2分钟，加入鸡肉翻炒均匀，然后加入3汤匙水，加葱白，盖上锅盖煮5分钟，放食盐调味。将番茄酱加水、淀粉调成芡汁，淋在南瓜、鸡丁上面，翻炒均匀。

【用法】佐餐食用。

【功效】补中益气，消炎止痛。适用于糖尿病、高血压病患者。

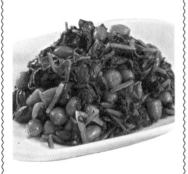

花生菠菜

【原料】菠菜250克，花生仁50克。食盐、食用植物油、香油。

【制作】菠菜切段，放入沸水中焯30秒，捞出，晾凉。花生仁挑去杂质。炒锅置火上，倒入适量植物油，待油温烧至五成热，放入花生仁炒熟，盛出，晾凉，去皮。取盘，放入菠菜段，用食盐和香油拌匀，撒上花生。

【用法】佐餐食用。

【功效】抗血栓，扩血管，降血压。适用于动脉粥样硬化、心血管疾病、高血压病患者。

香菇板栗

【原料】香菇 250 克，板栗肉（鲜）100 克，豌豆尖 50 克，鸡蛋 50 克。淀粉 30 克，葱段、蒜、姜、胡椒粉、食盐、糖、食用植物油。

【制作】香菇、板栗肉、姜、蒜均切片。将板栗片用沸水煮至六成熟，捞出，沥净水香菇装入碗内，加蛋液、淀粉拌匀。锅内放油烧至六成热，下香菇片，炒至微黄，放板栗片、葱段、姜片、蒜片炒几下，加清水，烧开后加食盐、胡椒粉、糖，勾薄芡，淋明油，出锅装盘。

【用法】佐餐食用。

【功效】益气健脾，厚补胃肠。适用于腿脚无力、高血压病患者。

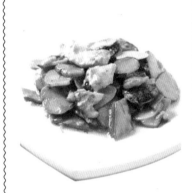

百合南瓜

【原料】南瓜 100 克，鲜百合 50 克。糖、香葱。

【制作】取南瓜根部一块，削掉外皮，切成厚片。将南瓜片沿盘沿摆好。鲜百合掰成片，白糖混合均匀，放在南瓜上面。锅置火上，加适量水，大火烧开，放入装有南瓜的盘子，隔水蒸 10~20 分钟，取出撒适量香葱花。

【用法】佐餐食用。

【功效】补中益气，降压降糖。适用于肥胖症、高血压病患者。

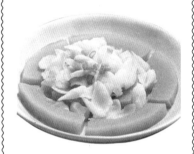

开心果火腿沙拉

【原料】开心果 20 克，火腿 30 克，黄瓜 100 克，红椒 50 克，罐装玉米 80 克，柠檬 1 个。食盐 2 克，橄榄油 3 克，黑胡椒粉适量。

【制作】将开心果去壳。黄瓜、红椒切丁，火腿切丁。罐装玉米取出备用。柠檬切两半，将汁挤到小碗中。将柠檬汁、食盐、橄榄油、黑胡椒粉调成沙拉汁。将开心果、红椒、黄瓜、火腿、玉米放入盘中，然后倒入沙拉汁，拌匀。

【用法】佐餐食用。

【功效】降胆固醇，润肠通便。适用于动脉硬化、高血压病患者。

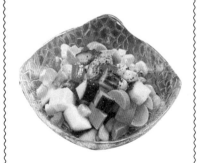

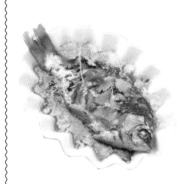

鲫鱼蒸蛋

【原料】鲫鱼500克，鸡蛋50克。鲜汤、食用植物油、香油、食盐、酱油、料酒、葱花。

【制作】将鲫鱼洗净用刀在鱼体两面各剞上花刀，投入开水锅中汆一下，取出沥水，用食盐把鱼腹内擦遍，抹上少许料酒。鸡蛋磕入大汤碗内，倒入鲜汤，用筷子调散，边搅打边放入食盐，倒入食用植物油。把鲫鱼放在蛋浆汁中，连碗上屉，用大火速蒸15分钟，见蛋羹凝结如豆腐脑状，取出。另用一碗，放入葱花、酱油、香油和鲜汤调成清味汁，浇在蒸好的蛋羹上。

【用法】佐餐食用。

【功效】活血通络，温中下气。适用于痔疮出血、脾胃虚弱、高血压病患者。

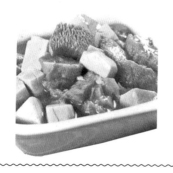

猴头菇炖豆腐

【原料】猴头菇250克，豆腐300克。笋片、油菜心、食盐、料酒、食用植物油。

【制作】猴头菇撕块。豆腐洗净，切块，在食盐水中焯烫，捞出待用。炒锅置火上，倒油烧热，放入猴头菇、豆腐煎炒片刻，加入适量清水，调入食盐、料酒烧煮。待入味后，放入笋片、油菜心，炒匀至笋片、油菜心熟。

【用法】佐餐食用。

【功效】健胃，补虚。适用于高血压病患者。

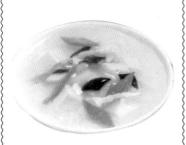

松仁茯苓蒸豆腐

【原料】北豆腐500克，茯苓30克，松子仁40克，胡萝卜25克，鲜香菇30克，鸡蛋清40克。食盐3克，黄酒5克，淀粉5克。

【制作】豆腐切成小方块。香菇、胡萝卜洗净，切成菱形薄片。鸡蛋清打至泡沫状。豆腐块撒上茯苓粉、食盐。将豆腐块摆平，抹上鸡蛋清，摆上香菇、胡萝卜、松仁，放入蒸锅内用旺火蒸10分钟后取出。将清汤、食盐、料酒倒入锅内烧开，勾芡，浇在豆腐上。

【用法】佐餐食用。

【功效】扩张血管，降低血压。适用于动脉硬化、老年痴呆、高血压病患者。

黄瓜姜丝海蜇

【原料】黄瓜 200 克，水发海蜇 200 克。生姜、食盐、醋、香油。

【制作】将黄瓜、生姜分别切成细丝。将水发海蜇放入清水中浸泡，洗去食盐分和矾，切成细丝后入清水中浸泡，放入热水锅中氽一下，捞出，沥干，放入碗中。加入黄瓜丝、生姜丝拌匀，再加食盐、醋、香油，拌匀。

【用法】佐餐食用。

【功效】清热利尿，消积润肠。适用于中老年急慢性支气管炎、高血压病患者。

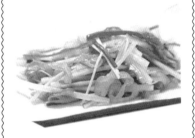

凉拌茭白

【原料】嫩茭白 300 克。葱花、蒜泥、食盐、酱油、醋、白糖、香油。

【制作】茭白去皮削根，洗净，纵切为两半，放入沸水中焯烫 5 分钟，捞出，过凉，沥干水分，切片。取小碗，加葱花、蒜泥、食盐、酱油、醋、白糖和香油拌匀，制成调味汁。取盘，放入茭白片，淋入调味汁拌匀。

【用法】佐餐食用。

【功效】解热毒，除烦渴。适用于糖尿病、高血压病患者。

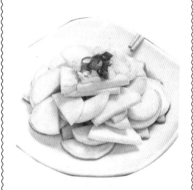

香瓜炒荷兰豆

【原料】香瓜 150 克，荷兰豆 200 克，虾仁 50 克。食盐 2 克，白胡椒粉、蛋清、姜、食用植物油。

【制作】在虾仁中加入食盐、白胡椒粉和半个蛋清，抓均匀腌制 10 分钟。将荷兰豆焯水，香瓜洗净切片。在锅中加入适量油，放入姜片爆香，待炒出香味后加入腌好的虾仁翻炒，虾仁微微变色后加入荷兰豆再翻炒片刻，加入切好的香瓜，放入食盐等调料翻炒均匀出锅。

【用法】佐餐食用。

【功效】养心护肝，降脂降压。适用于高脂血症、高血压病患者。

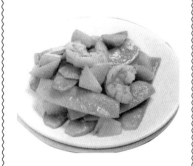

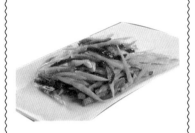

淡菜炒笋尖

【原料】淡菜 200 克，嫩尖笋 200 克，胡萝卜 50 克。食用植物油 200 毫升，料酒 65 毫升，食盐、糖、清水。

【制作】将尖笋切成 1 寸长的段，将淡菜放入开水中泡一泡，胡萝卜切成粗丝。将淡菜装入碗，碗内加开水，上笼蒸透后，取出淡菜，剪除老块和中心的毛茸，再洗一次。起油锅，把笋尖、淡菜、胡萝卜丝分两边倒入，加蒸淡菜的汤、糖、料酒、食盐、清水，分两边边滚边炒，直至汤收干，起锅装盘。

【用法】佐餐食用。

【功效】益精血，助肾阳。适用于中老年人体质虚弱、气血不足、高血压病患者。

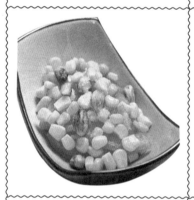

番茄开心果

【原料】番茄 100 克，甜玉米粒 50 克，开心果 20 克。白糖少许。

【制作】番茄洗净，切片备用。甜玉米粒煮熟。开心果剥出果仁。将番茄、玉米粒、开心果放入盘中，撒上白糖拌匀。放在冰箱里冰镇 2 小时。

【用法】佐餐食用。

【功效】降胆固醇，润肠通便。适用于动脉硬化、高血压病患者。

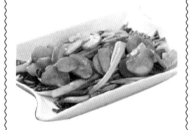

板栗烧菜心

【原料】白菜 500 克，板栗（鲜）250 克。淀粉、食盐、香油、胡椒粉、食用植物油。

【制作】将板栗取肉切成片。白菜择洗干净，取其嫩心，洗净。炒锅内放入食用植物油，烧至五成热，放入板栗炸 2 分钟，呈金黄色时，倒入漏勺。沥油，盛入小瓦钵内，加食盐，上笼蒸 10 分钟。炒锅置大火上，食用植物油烧至八成热，放入菜心，加食盐煸炒，用水淀粉勾稀芡，和板栗一起盛入盘中，淋入香油，撒上胡椒粉。

【用法】佐餐食用。

【功效】益气健脾，厚补胃肠。适用于腿脚无力、高血压病患者。

芹菜叶花生

【原料】芹菜 50 克，花生米 100 克。食盐、花椒粉、香油。

【制作】芹菜去叶柄，只留嫩叶，洗净后放沸水锅内焯一下，捞出，放冷水中过凉，沥净水分。将花生米浸泡 20 分钟，再放沸水中烫焖 5 分钟，取出，去掉外皮，控净水分。净锅置火上烧热，放入花生米，用中小火煸炒至熟，捞出，放在案板上，用擀面杖按压成碎粒。将芹菜叶和花生碎粒放在碗里，加入食盐、花椒粉和香油拌匀，装盘上桌。

【用法】佐餐食用。

【功效】开胃，健脾，润肺，祛痰。适用于高脂血症、动脉硬化、高血压病患者。

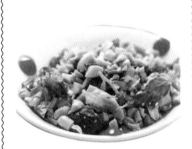

茭白炒鸡蛋

【原料】茭白 200 克，鸡蛋 2 个。葱花、食盐、食用植物油。

【制作】茭白切块。鸡蛋洗净，磕入碗中，打散。炒锅置火上，倒入适量食用植物油，待油温烧至七成热，淋入蛋液，炒成鸡蛋块，盛出。原锅倒油烧热，放葱花炒香，放入茭白炒熟，倒入炒熟的鸡蛋块翻炒均匀，用食盐调味。

【用法】佐餐食用。

【功效】解热毒，除烦渴。适用于糖尿病、高血压病患者。

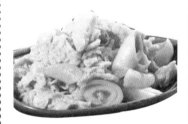

菠萝鸡片

【原料】净嫩鸡半只（约 250 克），菠萝 100 克。葱花、料酒、酱油、食盐，食用植物油 4 克。

【制作】嫩鸡洗净，剁块，入沸水中焯透。菠萝去皮，切块。锅内倒食用植物油烧热，爆香葱花，放入鸡块翻炒均匀，加入料酒、酱油和适量清水，加盖烧至鸡块熟透，倒入菠萝块翻炒均匀，用食盐调味。

【用法】佐餐食用。

【功效】利尿，降压。适用于便秘、高血压病患者。

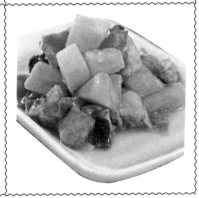

蛋黄鲜蚕豆

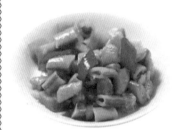

【原料】鲜蚕豆 400 克，蛋黄 75 克。葱段、姜片、食盐、香油、料酒。

【制作】将鲜蚕豆剥去表皮，放淡食盐水中浸泡、洗净，控净水分。蛋黄放在碗里，加葱段、姜片和适量清水，上屉蒸 5 分钟，取蛋黄，切成丁。锅置大火上，放入清水和食盐烧沸，倒入蚕豆瓣 3 分钟，捞出，控净水分。炒锅复置火上，放香油烧至六成热，放蛋黄丁和蚕豆煸炒片刻，加入食盐、料酒，炒匀后出锅。

【用法】佐餐食用。

【功效】清热解毒，消除水肿。适用于记忆力下降、贫血、水肿、高血压病患者。

猴头菇炖柴鸡

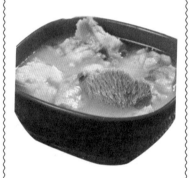

【原料】鲜猴头菇 100 克，柴鸡 500 克。葱花 5 克，食盐 3 克，花椒粉、植物食用油。

【制作】将宰杀、收拾好的柴鸡洗净，切成小块。猴头菇切块。炒锅倒入植物油烧至七成热，下葱花、花椒粉，放入柴鸡翻炒变白，加猴头菇和适量水炖熟，最后加入食盐调味。

【用法】佐餐食用。

【功效】安心神，助消化。适用于消化不良、神经衰弱、高血压病患者。

芒果鸡

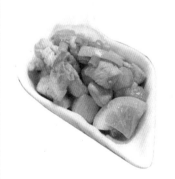

【原料】鸡胸肉 200 克，小芒果 2 个，青椒 1 个，柠檬半个。香葱、蒜、白糖、绍兴黄酒、生抽、白胡椒粉，食盐 2 克。

【制作】鸡胸肉切丁，加食盐、白胡椒粉、绍兴黄酒腌制十几分钟。芒果切丁，青椒切三角块，柠檬切片，蒜切末，香葱切成葱花。锅中放油烧至六成热，放入蒜末炒香，放入鸡丁翻炒至变色。放适量生抽和白糖翻炒均匀，放入青椒、柠檬翻炒约 1 分钟，放入芒果和香葱，混合均匀。

【用法】佐餐食用。

【功效】益胃，生津。适用于咳嗽、高血压病患者。

双菇菠菜

【原料】菠菜 250 克，鲜香菇、金针菇各 50 克。葱花、食盐、食用植物油。

【制作】菠菜切段，入沸水中焯 30 秒，捞出。鲜香菇去蒂，入沸水中焯透，切丝。金针菇去根，入沸水中焯透，捞出。炒锅置火上，倒入适量植物油，待油温烧至七成热，放入葱花炒香，倒入香菇、金针菇和菠菜段翻炒 2 分钟，用食盐调味。

【用法】佐餐食用。

【功效】降血压，降血脂，降胆固醇。适用于高脂血症、高血压病患者。

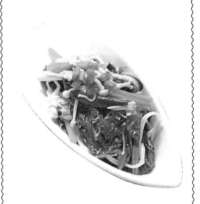

香瓜鸡肉

【原料】香瓜 1 个，鸡胸肉 100 克，红椒 50 克。葱、姜、蒜，生抽 10 克，食用植物油 5 克，食盐 2 克，淀粉 5 克，胡椒粉 3 克。

【制作】香瓜去皮去子，切块。红椒切片，鸡胸肉切片，用生抽、淀粉、食盐、胡椒粉腌 10 分钟，冷水下锅焯至八成熟。锅置火上，加适量植物油烧至六成热，放入葱、姜、蒜炒出香味，然后放入鸡胸肉，翻炒片刻，放入香瓜块和红椒继续翻炒至熟，最后加食盐调味。

【用法】佐餐食用。

【功效】养心护肝，降脂降压。适用于高脂血症、高血压病患者。

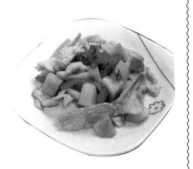

核桃鸡丁

【原料】鸡胸肉 200 克，核桃仁 30 克，西兰花 100 克，枸杞子 10 克。食用植物油、料酒、食盐。

【制作】鸡胸肉去皮，切丁，加少许料酒、食盐，拌匀后腌 15 分钟。核桃仁烤热，放凉。西兰花切小朵，用开水焯烫。炒锅置火上，倒入植物油烧热，下腌渍后的鸡胸肉炒至变色，放入核桃仁、西兰花、枸杞子，加食盐炒匀。

【用法】佐餐食用。

【功效】通润血脉，补气养血。适用于高血压病患者。

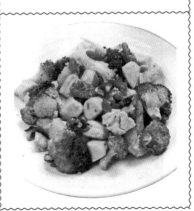

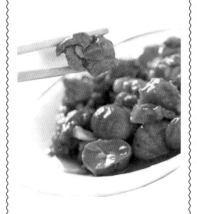

板栗烧排骨

【原料】排骨、板栗各300克。食盐、蒜、葱、姜、生抽、老抽、糖、料酒、食用植物油。

【制作】排骨用生抽、料酒、食盐腌30分钟。板栗用水煮沸3分钟，用冷水泡一下去皮，洗净。锅里加食用植物油后加入葱、蒜炒排骨，然后加入糖、姜片、料酒炒几下，加入水、滴几滴老抽调色，焖20分钟，最后加入板栗继续焖，板栗熟后收汁。

【用法】佐餐食用。

【功效】益气健脾，厚补胃肠。适用于口舌生疮、口腔溃疡、骨质疏松、高血压病患者。

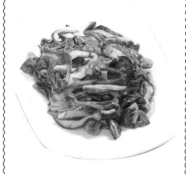

香菇扒茼蒿

【原料】茼蒿200克，鲜香菇100克。葱花、食盐、水淀粉、食用植物油。

【制作】茼蒿择洗干净，切段。鲜香菇去蒂，洗净，入沸水中焯透，捞出，切丝。炒锅置火上，倒入适量植物油，待油温烧至七成热，放葱花炒香，放入茼蒿炒熟，加香菇丝翻炒均匀，加入食盐调味，用水淀粉勾芡。

【用法】佐餐食用。

【功效】保护血管，降低血压。适用于动脉硬化、冠心病、糖尿病、高血压病患者。

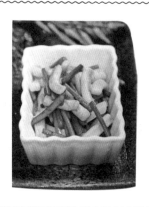

韭菜薹炒鱿鱼

【原料】鲜鱿鱼250克，韭菜薹100克。酱油5克，食盐2克。

【制作】鲜鱿鱼剖开切宽条，放开水中焯一下，捞出。韭菜薹切段。油锅烧热，放韭菜薹翻炒，放鱿鱼，翻炒至熟，加入食盐、酱油，炒匀。

【用法】佐餐食用。

【功效】降低血脂，保持血压。适用于动脉硬化、高血压病患者。

菠萝咕咾肉

【原料】菠萝肉 100 克，猪里脊肉 150 克。青柿子椒片、红柿子椒片、醋、食盐、番茄酱、食用植物油 5 克。

【制作】菠萝切块。猪里脊切块，加水淀粉拌匀。锅置火上，倒入植物油，油烧至五成热，放肉块炸熟，捞起，再复炸至皮脆，捞出，沥油。锅留底油，放入少量清水、醋、食盐和番茄酱搅拌均匀，放菠萝块、炸好的肉块、青柿子椒片和红柿子椒片翻炒 2 分钟。

【用法】佐餐食用。

【功效】利尿，降压。适用于肾炎、高血压病患者。

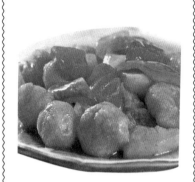

黑椒牛柳

【原料】牛里脊肉 200 克，洋葱、青椒、红椒各 1 个。黑胡椒粉 6 克，食盐 4 克，白糖、蚝油、料酒各 5 克，淀粉 15 克，食用植物油。

【制作】将牛里脊肉切片加入料酒、植物油和淀粉，拌匀腌 30 分钟。将洋葱剥切片。青椒和红椒去蒂、除子、切片。炒锅倒油烧热，放入腌好的牛柳，翻炒到变色，放黑胡椒粉、蚝油、白糖、食盐继续翻炒均匀，再放入洋葱片和青椒片、红椒片，炒熟。

【用法】佐餐食用。

【功效】滋养脾胃，强健筋骨。适用于老年性肥胖症、高血压病患者。

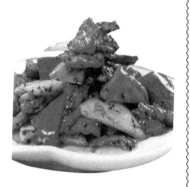

泥鳅炖豆腐

【原料】活泥鳅 250 克，南豆腐 150 克。葱、姜各 5 克，食盐 3 克，食用植物油 5 克。

【制作】活泥鳅宰杀，去鳃和内脏，冲洗干净。豆腐洗净，切块。锅置火上，倒入烧热，放入泥鳅段翻炒两下，然后淋入适量清水，放入豆腐、葱段、姜片，大火煮开后转小火煮至汤色发白，加少许食盐调味。

【用法】佐餐食用。

【功效】扩张血管，降低血压。适用于消渴症、高血压病患者。

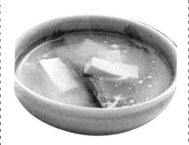

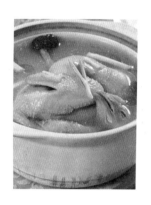

柚子炖鸡

【原料】童子鸡1只（约750克），柚子200克。姜片、葱段各5克，食盐4克，料酒10克，大枣5枚、香菜末少许。

【制作】将柚子去皮留肉。童子鸡杀后去内脏，沸水汆熟，冲去血沫。把柚子肉纳入鸡腹中，放锅中，加入葱段、姜片、大枣、料酒和适量的水，炖熟加食盐调味，撒上香菜末。

【用法】佐餐食用。

【功效】补血健脾，理气化痰。适用于动脉硬化、高血压病患者。

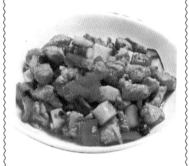

辣炒三丁

【原料】猪瘦肉100克，黄瓜50克，红椒50克。姜、蒜、葱、酱油、食盐、料酒、淀粉、郫县豆瓣酱、食用植物油。

【制作】猪肉切丁，用食盐、料酒、淀粉拌匀腌制片刻。黄瓜洗净切丁。红椒去蒂去子，洗净切丁。将淀粉、酱油调成芡汁备用。炒锅烧热，倒入食用植物油，烧至六成热时下入肉丁炒散，放入豆瓣酱炒上色，再放葱、姜、蒜，炒出香味，然后放入黄瓜丁和辣椒丁翻炒均匀，倒入混合均匀的芡汁，翻炒均匀。

【用法】佐餐食用。

【功效】补虚强身，滋阴润燥。适用于病后体弱、糖尿病、高血压病患者。

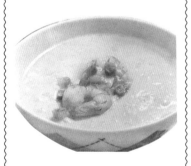

鲜虾蒸蛋

【原料】鸡蛋2个，鲜虾6只。食盐2克，香油、香葱。

【制作】鸡蛋打散，加入少量的食盐调味，加温水（30℃左右），朝一个方向搅拌均匀。先在容器的内壁上均匀地抹上一层香油，把蛋液倒入到容器里，放到锅中隔水蒸熟，蒸至七至八分熟时可加入虾仁一起蒸，再蒸5~6分钟出锅，加入葱末、滴入香油。

【用法】佐餐食用。

【功效】养血固精，开胃化痰。适用于高血压病患者。

姜母老鸭煲

【原料】老鸭1只，老姜200克，枸杞子15克，当归、熟地各6克，肉桂少许。食盐5克，清汤1000克。

【制作】将老鸭斩成大块，沥干水分。老姜用刀背拍松。枸杞子、肉桂、当归、熟地洗净待用。干锅烧热，放入鸭块翻炒，将鸭油炒出后，盛出，将油控干净。锅内倒入清汤，放枸杞子、肉桂、当归、熟地、鸭肉、老姜，大火煮沸，转小火慢煲2小时，加食盐调味。

【用法】佐餐食用。

【功效】清热润燥，稳定血压。适用于头晕、目眩、高血压病患者。

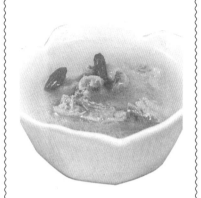

尖椒炒鸡蛋

【原料】鸡蛋3个，红、绿尖椒各1个。食盐4克。

【制作】红、绿尖椒切小块。鸡蛋打散。锅置火上，倒油烧至七成热，倒入鸡蛋液，待其凝固后，炒散。放入红、绿尖椒块和食盐炒匀。

【用法】佐餐食用。

【功效】改善血液循环，调节血压。适用于高血压病患者。

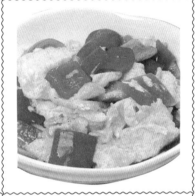

香焖泥鳅

【原料】泥鳅250克，蒜薹15克，黄瓜、洋葱各20克。郫县豆瓣酱20克，葱、姜、蒜、料酒、酱油、食用植物油各10克，食盐3克，醋、干辣椒各5克，花椒粉1克，香油3克。

【制作】将泥鳅洗净，切成段。蒜薹择洗干净，切成段。洋葱、黄瓜洗净后切成丁待用。油热后，放入泥鳅段煸干，下郫县豆瓣酱、干辣椒、料酒炒至色红，下蒜薹、姜丝、葱丝、蒜片炒香，加酱油、食盐、醋、水翻炒后焖5分钟，放蔬菜丁炒匀，淋香油起锅，撒花椒粉。

【用法】佐餐食用。

【功效】降血脂，增加血管弹性。适用于身体虚弱、脾胃虚寒、高血压病患者。

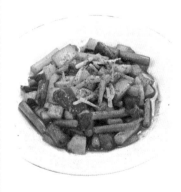

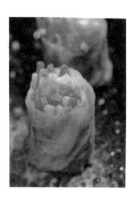

柠檬菜卷

【原料】卷心菜叶 50 克，胡萝卜 100 克，柠檬 50 克。食盐少许。

【制作】卷心菜轻轻剥下叶，胡萝卜切成细丝，柠檬皮切成丝。分别将菜叶、胡萝卜丝下锅焯一下，放入盘中，柠檬丝也放入，加微量的食盐，再将柠檬挤出汁，放入拌匀，入冰箱冷藏数小时，使其入味。将已入味的卷心菜叶，平摊于案板上，放上胡萝卜丝、柠檬丝，由里向外卷紧，然后用刀改成数段，逐一垂直竖放于盘中。

【用法】佐餐食用。

【功效】化痰止咳，生津健胃。适用于支气管炎、百日咳、高血压病患者。

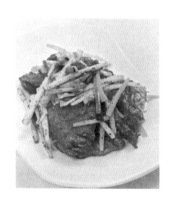

香菇山药炒驴肉

【原料】熟驴肉 150 克，香菇、山药各 50 克。胡椒粉、青椒、葱、姜、淀粉、酱油、料酒、香油、食盐、食用植物油。

【制作】驴肉切片，用淀粉、酱油、料酒拌匀。香菇切丝。山药切丝。锅置火上，倒入适量植物油，烧至七八成热时，放葱、姜，爆香后再放入驴肉，待驴肉炒至变色，下山药、香菇丝以及适量胡椒粉、青椒炒熟，淋上香油，调入食盐。

【用法】佐餐食用。

【功效】补血益气。适用于动脉硬化、冠心病、高血压病患者。

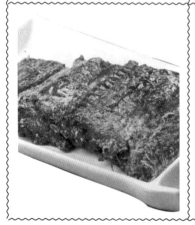

红烧带鱼

【原料】带鱼 200 克。葱、姜、淀粉、料酒、酱油、糖、醋、食用植物油。

【制作】带鱼洗净，沥干水分，两面拍上一层薄薄的淀粉。平底锅中擦上植物油，小火烧热，放入带鱼，煎至两面金黄。另起锅，倒入底油，将带鱼全部放入，放料酒、酱油、糖、翻炒片刻，加开水没过鱼，放入葱、姜，大火烧开后改中火烧至汤汁渐干，加入少许醋起锅。

【用法】佐餐食用。

【功效】调节血脂，降低血压。适用于动脉硬化、高血压病患者。

肉末海带

【原料】水发海带 150 克，鸡胸肉 100 克。葱末、姜丝各 5 克，甜面酱 15 克，食盐 3 克，料酒 10 克，清汤 200 克，花椒少许。

【制作】鸡胸肉剁成肉末。水发海带洗净，切丝。炒锅加适量清水，放海带，加葱末、姜丝、料酒、花椒，盖严锅盖，小火将海带煮至熟烂，捞出待用。另起锅置火上，倒油烧至四成热，下入葱末、姜丝、鸡肉末略炒，调入甜面酱、海带丝、食盐、料酒、清汤炒匀炒熟。

【用法】佐餐食用。

【功效】利尿，降压。适用于高血压病患者。

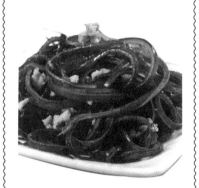

金枪鱼土豆沙拉

【原料】金枪鱼罐头 80 克，土豆 200 克，洋葱 40 克。沙拉酱适量，食盐、白胡椒粉。

【制作】金枪鱼去掉水分，撕成小块。洋葱切碎。土豆切片放蒸锅中蒸 20 分钟，稍凉，装入保鲜袋，封口，用擀面杖擀成泥，晾凉。将土豆泥放入大碗中，加入金枪鱼肉和洋葱碎，放入沙拉酱、食盐和白胡椒粉，搅匀。

【用法】佐餐食用。

【功效】扩张血管，降低血压。适用于动脉硬化、高血压病患者。

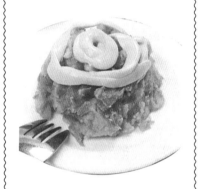

带鱼扒白菜

【原料】带鱼段、大白菜各 100 克。葱花、姜片、蒜片、醋、酱油、料酒、食盐，食用植物油 4 克。

【制作】带鱼段洗净。白菜择洗干净，切片。炒锅置火上，倒入适量植物油，待油温烧至五成热，放入带鱼煎至两面金黄，盛出。原锅留底油烧热，加葱花、姜片、蒜片炒香，倒入带鱼段和白菜翻炒均匀，烹入醋、酱油、料酒和适量清水烧 10 分钟，用食盐调味。

【用法】佐餐食用。

【功效】养胃生津，调节血脂。适用于动脉硬化、高血压病患者。

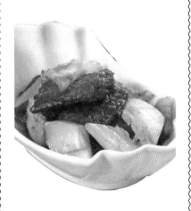

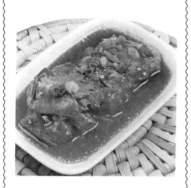

红烧金枪鱼

【原料】金枪鱼肉 400 克。姜片、葱段、葱花各 5 克，食盐 3 克，白糖 10 克，酱油、料酒各 10 克，食用植物油、胡椒粉少许。

【制作】将金枪鱼两侧各剞 4 刀，用食盐、料酒腌渍备用。炒锅置火上，倒入植物油烧至八成热，下入金枪鱼煎至皮酥，捞起沥油。锅内留底油，下姜片、葱段炒香，加入适量水，放入金枪鱼烧沸，加入酱油、白糖，转小火烧至金枪鱼酥烂，再转大火收浓汤汁，撒上胡椒粉、葱花。

【用法】佐餐食用。

【功效】扩张血管，降低血压。适用于动脉硬化、高血压病患者。

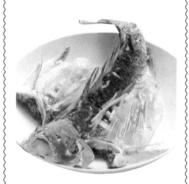

清蒸鲤鱼

【原料】鲤鱼 500 克，青笋 100 克。老姜、葱、料酒、香油、生抽，食盐 3 克。

【制作】将鱼清理干净后劈成两半装盘。青笋处理好切丝。姜一部分切片，一部分剁成茸。葱切段。姜片、葱段、料酒、食盐抹满鱼身，腌汁 15 分钟以上。在鱼盘中加水，放入沸水蒸锅中蒸 15 分钟。取出后将鱼盘中的汤倒入炒锅中烧沸，放入青笋丝、生抽煮 2 分钟，起锅淋入鱼上，滴上香油食用。

【用法】佐餐食用。

【功效】补脾健胃，利水消肿。适用于动脉硬化、高血压病患者。

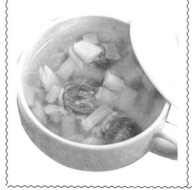

山楂炖牛肉

【原料】山楂 100 克，瘦牛肉 250 克。葱花、姜片、花椒粉、食盐，食用植物油 5 克。

【制作】山楂去子和蒂。瘦牛肉切块，放入开水中焯去血水。炒锅倒入植物油烧至七成热，下葱花、姜片、花椒粉炒出香味。放入牛肉块翻炒均匀，倒入开水和山楂小火炖熟，用食盐调味。

【用法】佐餐食用。

【功效】扩张血管，降低血压。适用于高血压病患者。

老醋蜇头

【原料】海蜇头 250 克，黄瓜 50 克，香菜段少许。醋 15 克，蒜末 5 克，白糖、酱油各 10 克，香油 5 克，食盐 2 克。

【制作】海蜇头用清水浸泡，反复清洗去除泥沙，切成抹刀片，放入沸水中焯烫，立即捞出，倒入凉开水中浸泡片刻，捞出，沥干。黄瓜洗净，去蒂，切细丝。将沥干水分的海蜇头盛盘，放上切好的黄瓜丝、香菜段及醋、蒜末、白糖、酱油、香油和食盐，拌匀。

【用法】佐餐食用。

【功效】扩张血管，稳定降压。适用于高血压病患者。

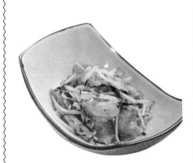

金针菇炒肉丝

【原料】猪肉 180 克，干黄花 30 克，金针菇 30 克，黑木耳（水发）50 克。姜、食盐、醋、香油、食用植物油。

【制作】猪肉洗净、切丝。金针菇拦腰切断。干黄花去硬梗，用清水泡软，捞起沥干。黑木耳泡发切丝。姜切丝。锅置火上，倒入植物油，烧至六成热，先下猪肉丝及姜丝拌炒，再放入黄花菜、金针菇、黑木耳，翻炒至熟，加入调味料翻炒均匀。

【用法】佐餐食用。

【功效】丰肌泽肤，补虚强身。适用于糖尿病、高血压病患者。

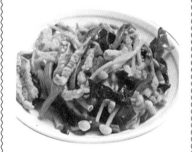

三文鱼蒸蛋

【原料】三文鱼肉 50 克，鸡蛋 2 个。鲜酱油 10 克，葱末、香菜末各少许。

【制作】鸡蛋磕入碗中，加入 50 克冷水打散。三文鱼肉洗净，切粒，倒入蛋液中，搅匀。将蛋液放入蒸锅隔水蒸至定型，取出，撒上葱末、香菜末，淋入鲜酱油。

【用法】佐餐食用。

【功效】降低血脂，加强血液循环。适用于糖尿病、高血压病患者。

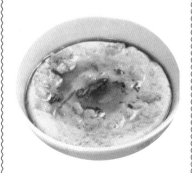

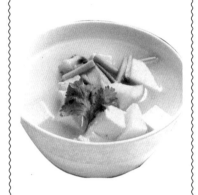

豆腐土豆炖鲤鱼

【原料】鲤鱼 250 克，土豆 100 克，豆腐 100 克。姜、蒜苗、香菜、食用植物油。

【制作】鲤鱼处理干净切成大块。土豆切成滚刀块。豆腐切成方块。锅置火上，加入植物油，待八成热时，放入姜丝和蒜苗煸出香味，再放入鱼块，待鱼皮变色后，倒入开水，没过鱼，大火烧开后放入豆腐，直至鱼汤泛出奶白色。转小火，放入土豆块，待土豆熟后，关火，放适量食盐，盖上锅盖焖上 10 分钟，吃前放入香菜。

【用法】佐餐食用。

【功效】清热解毒，止嗽下气。适用于浮肿、腹胀、高血压病患者。

香菇芹菜

【原料】鲜香菇、芹菜各 150 克。葱花、蒜末、食盐、食用植物油。

【制作】鲜香菇去柄，洗净，入沸水中焯透，捞出，切丝。芹菜择洗干净，入沸水中焯透，捞出，沥干水分，切段。炒锅置火上，倒入适量植物油，待油温烧至七成热，放入葱花炒香。倒入芹菜段和香菇丝翻炒 3 分钟，用食盐、蒜末调味。

【用法】佐餐食用。

【功效】健胃利血，降低血压。适用于痛风、高血压病患者。

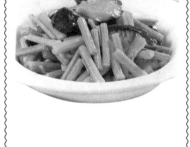

荔枝炒牛肉

【原料】牛肉 200 克，荔枝 100 克，青椒 30 克。姜、老抽、生粉、食用植物油、料酒、香油，食盐 2 克。

【制作】荔枝去皮去核，青椒洗净切块。牛肉洗净沥干水，切薄片，加老抽，少量生粉和料酒腌半小时。热锅加油，放入姜片、牛肉片翻炒均匀至完全变色，放入青椒爆炒，加食盐调味。再加入荔枝翻炒至熟，淋少量香油出锅。

【用法】佐餐食用。

【功效】补脾益肝，理气补血。适用于腹泻、高血压病患者。

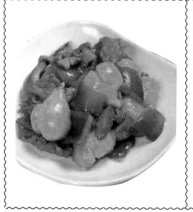

爆炒海蜇

【原料】海蜇 200 克，白菜叶 100 克。食用植物油、食盐、清水、酱油、料酒、葱丝、姜丝。

【制作】将海蜇皮放入清水中浸泡 4 小时，冲洗干净，切成丝。大白菜心洗净切成片状。锅置火上，倒入油，放入葱丝、姜丝、清水、料酒，沸腾后倒入蜇皮和白菜叶，翻炒数下，放食盐、酱油，快速翻炒片刻出锅。

【用法】佐餐食用。

【功效】扩张血管，稳定降压。适用于高血压病患者。

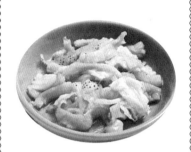

炝拌芹菜腐竹

【原料】芹菜 250 克，腐竹 50 克。花椒、食盐、食用植物油。

【制作】腐竹切菱形段，入沸水中焯 30 秒，捞出，晾凉，沥干水分。芹菜切菱形段，入沸水中焯透，捞出，晾凉，沥干水分。取盘，放入腐竹段、芹菜段、食盐搅拌均匀。炒锅置火上，倒入适量植物油，待油温烧至七成热，加花椒炒出香味，关火。将炒锅内的油连同花椒一同淋在腐竹和芹菜段上拌匀。

【用法】佐餐食用。

【功效】平肝清热，清肠利便。适用于动脉硬化、痛风、高血压病患者。

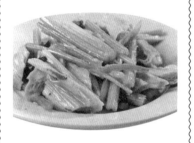

酸辣西瓜皮

【原料】西瓜皮 250 克，胡萝卜 25 克。蒜末、香菜末各 10 克，酱油、醋各 5 克，食盐、白糖各 3 克，辣椒油、香油。

【制作】削去西瓜绿皮，片去红瓤，切成丝。胡萝卜洗净，切丝。取小碗，加酱油、食盐、白糖、醋、辣椒油、蒜末、香油搅拌均匀，调成味汁。取盘，放入西瓜皮丝和胡萝卜丝，淋入调好的味汁拌匀，撒上香菜末。

【用法】佐餐食用。

【功效】降压，利尿。适用于高血压病患者。

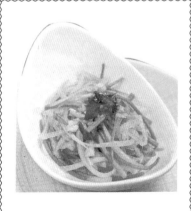

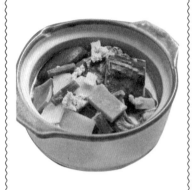

香菇炖甲鱼

【原料】甲鱼200克，鲜香菇20克，鸡胸50克，冬笋25克，火腿30克。料酒、食盐、大葱、姜、胡椒粉。

【制作】将甲鱼宰杀，剁去尾巴、头，去内脏，洗净后剁成两块，放入沸水锅中焯一下。将鸡肉剁成泥。将火腿片、笋片、香菇分别入沸水锅焯一下捞出。将甲鱼块放在盘内，加料酒、葱段、姜片，上笼蒸熟，取出拆净骨头，放入砂锅，倒入鸡肉泥，把火腿片、笋片、香菇码在上面，放葱段、姜片、料酒、食盐、胡椒粉，炖15分钟。

【用法】佐餐食用。

【功效】润肤明目，软化血管。适用于动脉硬化、高血压病患者。

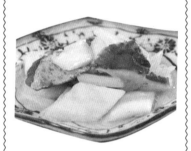

香菇炒大白菜

【原料】鲜香菇、大白菜各150克。葱花、食盐、蒜末、水淀粉、食用植物油。

【制作】香菇去柄，入沸水中焯透，捞出晾凉，切丝。大白菜择洗干净，撕成片。炒锅置火上，倒入适量植物油，待油温烧至七成热，放葱花炒出香味，放入大白菜片和香菇丝炒熟。用食盐和蒜末调味，水淀粉勾芡。

【用法】佐餐食用。

【功效】延缓衰老，降脂降压。适用于糖尿病、肺结核、传染性肝炎、高血压病患者。

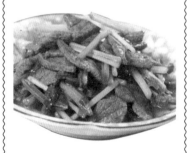

菠菜炒猪肝

【原料】猪肝250克，菠菜150克。葱末、姜末、白糖、酱油、料酒、淀粉。

【制作】猪肝切片，加淀粉拌匀。菠菜切段，焯一下。炒锅倒油，下猪肝，炒至变色时捞出，沥干油。锅内留少许油，放葱末、姜末炒香，放猪肝片，加酱油、料酒、白糖、菠菜，翻炒，用水淀粉勾芡，沿同一方向翻炒1分钟。

【用法】佐餐食用。

【功效】消渴引饮，养血止血。适用于痔疮、高血压病患者。

凉拌豇豆

【原料】豇豆 150 克。蒜末、醋各 10 克，食盐 3 克，橄榄油 15 克，红辣椒丝少许。

【制作】豇豆去头尾，洗净，切成段，入沸水中焯熟，捞出过凉。将豇豆倒入盘中，加入红辣椒丝、蒜末、醋、食盐、橄榄油，拌匀。

【用法】佐餐食用。

【功效】调节血脂，降低血压。适用于高血压病患者。

醋熘绿豆芽

【原料】绿豆芽 200 克。花椒、白糖、葱丝、水淀粉、食用植物油，食盐 2 克，醋 20 克。

【制作】将绿豆芽洗净，用沸水快速焯一下，在凉水中浸泡后捞起，沥干。锅内倒入少许底油，将花椒在油锅内炸焦，去掉花椒，放葱炝锅，然后放入绿豆芽，加食盐、糖、醋翻炒几下，用湿淀粉勾芡。

【用法】佐餐食用。

【功效】软化血管，降低血压。适用于糖尿病、高血压病患者。

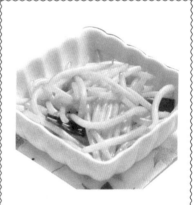

醋熘藕片

【原料】鲜藕 500 克。花椒油、酱油、葱花、姜末各 5 克，醋 30 克，食盐 3 克，水淀粉 10 克，清水 100 克。

【制作】藕去皮，洗净，切片，略焯，待用。炒锅置火上，倒油烧热，放入葱花、姜末煸香，加食盐、醋、酱油、清水，放入藕片翻炒，最后用水淀粉勾芡，淋上花椒油。

【用法】佐餐食用。

【功效】开胃清热，滋补养性。适用于皮肤粗糙、高血压病患者。

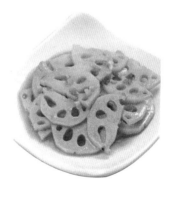

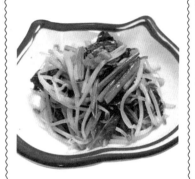

菠菜炒绿豆芽

【原料】菠菜 200 克，绿豆芽 100 克。葱花、食盐、玉米油。

【制作】菠菜择洗干净，切段，入沸水中焯烫 30 秒，捞出，过凉。绿豆芽择洗干净，入沸水中焯去豆腥味，捞出。炒锅置火上，倒入适量玉米油，待油温烧至七成热，放葱花炒香，放入菠菜和绿豆芽翻炒均匀，用食盐调味。

【用法】佐餐食用。

【功效】养血，止血，敛阴，润燥。适用于糖尿病、动脉硬化、高血压病患者。

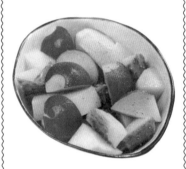

橄榄油土豆沙拉

【原料】土豆 150 克，小萝卜、黄瓜各 100 克。橄榄油 5 克，白醋 10 克，食盐 2 克，胡椒粉少许。

【制作】土豆去皮洗净，切小块，用清水浸泡 10 分钟，沸水煮熟。萝卜和黄瓜洗净，切块。将土豆块、萝卜块、黄瓜块一起放入碗中，加橄榄油、白醋、食盐、胡椒粉搅拌均匀。

【用法】佐餐食用。

【功效】调节血脂，降低血压。适用于高血压病患者。

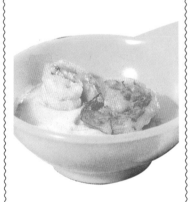

牛奶蒸蛋

【原料】鸡蛋 2 个，鲜牛奶 200 克，虾仁 2 个。食盐 3 克，香油 5 克。

【制作】鸡蛋打入碗中，加鲜牛奶搅匀，再放食盐化开。虾仁洗净，鸡蛋液入蒸锅大火蒸约 3 分钟，此时蛋羹已略成形，将虾仁摆放上面，改中火再蒸 5 分钟，出锅前淋上香油。

【用法】佐餐食用。

【功效】补虚损，益肺胃。适用于高血压病患者。

洋葱炒牛肉

【原料】洋葱 250 克，瘦牛肉 50 克。葱花、料酒、水淀粉、食盐、玉米油。

【制作】洋葱去老膜，去蒂，洗净，切丝。牛肉洗净，切丝，加料酒和水淀粉抓匀，腌渍 15 分钟。炒锅置火上，倒入适量玉米油，待油温烧至七成热，放葱花炒香，放入牛肉滑熟，淋入适量清水。加洋葱丝炒熟，用食盐调味。

【用法】佐餐食用。

【功效】调节血脂，降低血压。适用于高血压病患者。

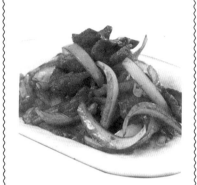

芥蓝奶汤素烩

【原料】鲜蘑 200 克，芥蓝 100 克，脱脂牛奶 100 克，红椒片 10 克。清水 150 毫升，食盐 3 克，水淀粉适量。

【制作】芥蓝去叶，去老皮，切长段，一剖为二，入沸水中大火焯 1 分钟，捞出控水。鲜蘑洗净切块。锅内放入清水，小火烧开后放入鲜蘑小火煨 15 分钟，加入芥蓝、脱脂牛奶、食盐，小火煨 3 分钟，放水淀粉勾芡，用红椒片点缀出锅。

【用法】佐餐食用。

【功效】补虚损，益肺胃。适用于高血压病患者。

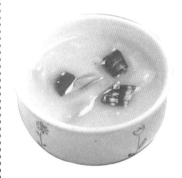

快炒黄瓜片

【原料】黄瓜 300 克。食用植物油、食盐、大葱、蒜、芝麻、香油。

【制作】黄瓜洗净，切成约 0.3 厘米厚的薄片。葱洗净，切花，蒜去皮，剁泥。黄瓜加水和食盐腌渍 20 分钟后，洗去食盐分，沥干。烧锅置火上，加入适量食用植物油烧热，下入葱花、蒜泥、芝麻炒香。倒入黄瓜片，用大火快炒几分钟，最后淋上香油调味，出锅装盘。

【用法】佐餐食用。

【功效】抗肿瘤，抗衰老。适用于高脂血症、高血压病患者。

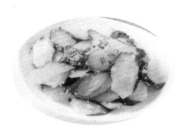

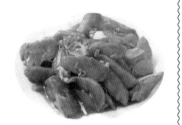

蒜香茄子

【原料】茄子500克。蒜、香菜、葱、姜末、食用植物油、酱油、糖、食盐、料酒、辣椒粉。

【制作】将茄子切成块状。蒜去皮,切成片。香菜切段,葱切花。炒锅置火上,加入适量食用植物油烧热,下入蒜片、葱花、姜末爆香,倒入茄子翻炒至软熟,加酱油、糖、食盐、料酒,炒至茄子熟透。用大火收浓汤汁,放入香菜,撒上辣椒粉,翻匀,出锅装盘。

【用法】佐餐食用。

【功效】散血祛瘀,消肿止痛。适用于高脂血症、高血压病患者。

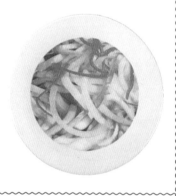

陈醋拌洋葱

【原料】鲜洋葱150克,红椒丝15克,芹菜15克。老陈醋30克。

【制作】鲜洋葱洗净后去粗皮,切成丝。红椒丝洗净。芹菜切条。洋葱丝装入盘中,撒上红椒丝,浇上老陈醋。

【用法】佐餐食用。

【功效】解毒杀虫,润肠行气,祛痰利尿。适用于高脂血症、高血压病患者。

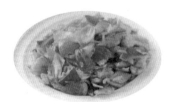

洋葱炒蛋

【原料】鸡蛋100克,火腿80克,洋葱200克。食用植物油、食盐、酱油、胡椒粉。

【制作】把鸡蛋磕在碗里,加入食盐和胡椒粉打匀。洋葱洗净去皮,切成片。火腿切成细丝。炒锅置火上,加入适量食用植物油烧热,下入鸡蛋液,待成形时,铲出。下入洋葱片炒片刻,加食盐、酱油和火腿丝一起继续炒熟。下入成形的鸡蛋,翻炒1分钟,出锅装盘。

【用法】佐餐食用。

【功效】健胃润肠,解毒杀虫。适用于高脂血症、高血压病患者。

葱烧黑木耳

【原料】黑木耳 30 克。大葱、食盐、酱油、淀粉、食用植物油。

【制作】黑木耳泡发，放入沸水中汆熟。大葱择洗干净，切成细丝。锅中倒入食用植物油烧热，放入葱丝，炒出香味，加入烫好的黑木耳，翻炒几下。再加入酱油和食盐，出锅前淋入水淀粉勾芡。

【用法】佐餐食用。

【功效】养血驻颜，容光焕发。适用于高脂血症、高血压病患者。

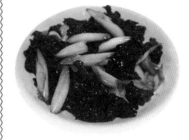

芹菜炒海蜇

【原料】海蜇皮 250 克，芹菜 150 克。食盐、醋、香油。

【制作】把海蜇皮放入清水中浸泡 12 小时（中间换水 1 次）以去除海蜇的咸味，切细丝。芹菜洗净，切丝。锅置火上，放清水烧至微沸，倒入海蜇丝稍微烫一下，捞出沥净水，放在碗里，加上食盐、醋拌匀。锅置火上，放香油烧至八成熟，放入芹菜丝稍炒，倒入调好味的海蜇丝，迅速翻炒均匀，出锅装盘。

【用法】佐餐食用。

【功效】安定情绪，消除烦躁。适用于糖尿病、高血压病患者。

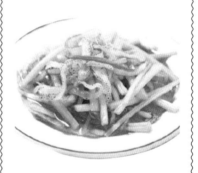

莼菜鲤鱼

【原料】莼菜 200 克，鲤鱼 1 条（重约 500 克）。料酒、葱段、姜片、红糖、食用植物油、食盐、五香粉。

【制作】将采收的鲜嫩莼菜用清水轻轻漂洗，捞出后入沸水锅中焯一下，放入碗中。鲤鱼去鳞、鳃及内脏，洗净后入砂锅，先以大火煮沸，撇去浮沫，加料酒、葱段、姜片、红糖、植物油，改用小火煮至鲤鱼熟烂，加焯过的莼菜，再加食盐、五香粉，拌匀，煮至沸。

【用法】佐餐当菜，随意服食。

【功效】清热泻火，消肿降压。适用于各类高血压病患者。

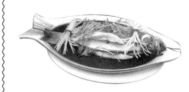

第三节　汤、汁方

汤肴是以肉类、禽蛋类、水产类以及蔬菜类原料为主体，加入一定量的药物，经煎煮浓缩而制成较稠厚的汤液。

白菜肉丸汤

【原料】猪肉 300 克，白菜 500 克。豆腐 50 克，冬菇 3 朵，鸡蛋 1 个，酱油 10 毫升，食盐 5 克，水淀粉、胡椒粉、葱末、姜汁。

【制作】猪肉洗净，剁碎，放在大汤碗内，加胡椒粉、葱末、酱油、姜汁、鸡蛋（取蛋清）、食盐、水淀粉及清水拌匀成馅，挤成肉丸。豆腐切成小块，白菜洗净，顶刀切成小方块。将汤锅置火上，放清水煮沸，将肉丸逐个下锅，放冬菇、白菜和豆腐块，待汤再沸时，放入料酒、食盐，起锅盛入汤碗内。

【用法】佐餐食用。

【功效】清热除烦，利尿通便。适用于肺热咳嗽、便秘、肾脏疾病、高血压病患者。

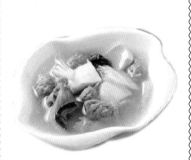

薏米冬瓜排骨汤

【原料】猪排 200 克，冬瓜 200 克，薏米 30 克。食盐、葱、姜适量，胡椒粉、香菜少许。

【制作】将排骨洗净放入汤锅中，倒入清水，开锅后将浮沫撇净，放入葱段和姜片，再放薏米。大火煮开，然后改小火盖上汤盖煮 40 分钟，放入冬瓜块煮熟，再放食盐和胡椒粉调味，关火后撒上香菜末。

【用法】佐餐食用。

【功效】利水健脾，清热排脓。适用于癌症、高血压病患者。

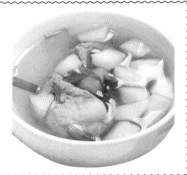

油菜豆腐汤

【原料】油菜 150 克，豆腐 100 克，鲜香菇 25 克。葱花、食盐、食用植物油。

【制作】油菜择洗干净。豆腐洗净，切块。鲜香菇去柄，洗净，切片。炒锅置火上，倒入适量食用植物油，待油温烧至七成热，放葱花炒香，放入豆腐、香菇翻炒均匀。加适量清水大火烧沸，转小火煮 5 分钟，倒入油菜煮熟，用食盐调味。

【用法】佐餐食用。

【功效】降低血压，促进肠道蠕动。适用于便秘、高血压病患者。

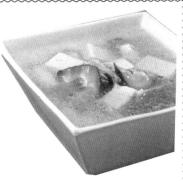

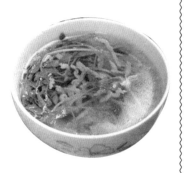

豌豆苗肉丝汤

【原料】豌豆苗 200 克，猪肉 50 克。葱花、姜末、料酒、水淀粉、食盐、食用植物油。

【制作】豌豆苗择洗干净。猪肉洗净，切片，加料酒和水淀粉抓匀，腌渍 15 分钟。锅置火上，倒入适量食用植物油，待油温烧至七成热，加葱花、姜末炒香，放入肉片煸熟。加入适量清水大火烧沸，转小火煮 3 分钟，倒入豌豆苗煮熟，用食盐调味。

【用法】佐餐食用。

【功效】利尿，止泻。适用于便秘、高血压病患者。

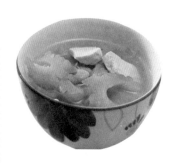

苦瓜豆腐汤

【原料】苦瓜 100 克，豆腐 150 克。猪肉、香油、食盐。

【制作】苦瓜洗净去核，切片。豆腐切片，猪肉切末。锅内加适量清水，放苦瓜、猪肉末，大火煮沸，续煮 3 分钟。放入豆腐片，以小火煮片刻，加香油、食盐调味。

【用法】佐餐食用。

【功效】促进饮食，消炎退热。适用于高血压病、糖尿病患者。

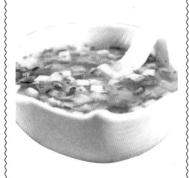

荠菜豆腐汤

【原料】荠菜 200 克，南豆腐 100 克，鲜香菇 25 克。葱末、食盐、水淀粉、食用植物油。

【制作】荠菜择洗干净，切末。南豆腐洗净，切丁。鲜香菇去柄，洗净，切末。锅置火上，倒入适量食用植物油，待油温烧至七成热，加葱末炒香，加豆腐丁和香菇末翻炒均匀。加适量清水大火煮沸，转小火煮 5 分钟，放入荠菜末煮 2 分钟，用食盐调味，水淀粉勾薄芡。

【用法】佐餐食用。

【功效】和脾，清热，利水。适用于肝阳上亢型高血压病、高血压合并冠心病患者。

黄豆海带汤

【原料】黄豆 200 克，海带 30 克，芹菜 60 克，食盐、十三香。

【制作】将黄豆淘洗干净，海带水发后切成细丝，芹菜洗净切成小条块。之后把黄豆、海带、芹菜一同放入砂锅中，加入清水适量，武火煮沸后，加入食盐、十三香，改用文火慢煮，至豆熟汤成，调味。

【用法】吃黄豆、海带，并喝汤，适量用之。

【功效】健脾宽中，平肝清热，降压明目。适用于高血压病患者。

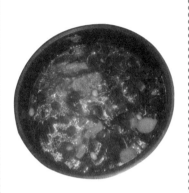

菊花脑虾皮汤

【原料】菊花脑 250 克，虾皮 25 克。

【制作】菊花脑摘其嫩头，洗净备用。虾皮用冷水浸泡后洗净，放入砂锅，加水煮沸 10 分钟，加菊花脑，煮沸后加食盐、香油各少许，拌和均匀。

【用法】佐餐当汤，随意服食。

【功效】清热降压。适用于各类高血压病患者。

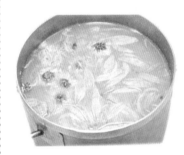

杞麦甲鱼汤

【原料】枸杞子 30 克，麦冬 15 克，甲鱼 1 只（约 500 克），料酒、葱丝、生姜丝、食盐。

【制作】将甲鱼宰杀，去内脏等，洗净，放入小盆中，加入适量清水，再放入枸杞子、麦冬、料酒、葱丝、生姜丝、食盐，清蒸至甲鱼熟烂。

【用法】吃甲鱼，并喝汤。

【功效】滋补肝肾。适用于高血压病患者。

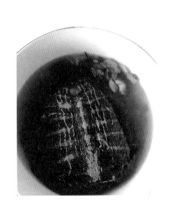

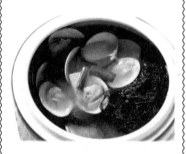

玉米须蚌肉汤

【原料】玉米须 60 克,蚌肉 150 克。

【制作】将玉米须洗净,放入纱布袋中,扎口备用。蚌肉去鳃板,洗净,切成小块,与玉米须药袋同入砂锅,加水先用大火煮沸,加料酒、葱花、姜末,改用小火煨煮 30 分钟,取出药袋,加食盐少许,拌匀。

【用法】佐餐当汤,随意食用。

【功效】化痰泄浊,利湿降压。适用于高血压病患者。

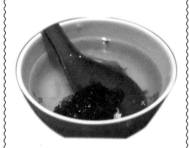

紫菜车前子汤

【原料】紫菜 30 克,车前子 30 克。

【制作】先将紫菜拣净去杂、晒干或烘干,研成极细末,备用。再将车前子拣净,用清水冲洗后放入砂锅中,加水 2500 毫升。先用旺火煮沸,再调入紫菜细末,改用文火煨煮 15 分钟。

【用法】早、晚餐分别服用。

【功效】解毒化痰,清肝降压。适用于高血压病患者。

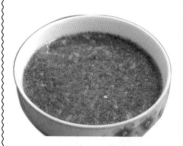

海蜇皮荠芹汤

【原料】荠菜 250 克,芹菜 120 克,海蜇皮 80 克。白糖适量。

【制作】将海蜇皮漂洗干净,切成细条,用凉水浸泡片刻,捞出挤干,备用。将芹菜洗净切段,入沸水锅中煮 15 分钟,去渣取汁,与海蜇皮、洗净的荠菜一起放入砂锅中,加水适量,煮汤,调入白糖,稍炖。

【用法】每日分早、晚两次服食,7 天为 1 个疗程,连用 2~3 个疗程,疗效为佳。

【功效】清热化痰,利尿降压。适用于高血压病患者。

竹笋香菇汤

【原料】竹笋 200 克，金针菇 100 克，香菇 50 克。姜 3 克，食用植物油 10 毫升，食盐 3 克。

【制作】香菇泡软去蒂切厚丝，姜切丝，金针菇洗净后打结，竹笋剥皮切厚丝。锅内放食用植物油烧热，放竹笋、姜丝炒香，加适量清水，煮沸 15 分钟。再放香菇、金针菇煮 5 分钟，加食盐调味。

【用法】佐餐食用。

【功效】清热益气，降低血压。适用于肥胖症、习惯性便秘、高血压病患者。

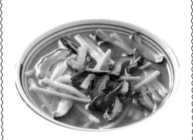

西湖莼菜汤

【原料】鲜莼菜 200 克，熟鸡胸脯肉 100 克，熟火腿 25 克。清水、食盐、香油。

【制作】莼菜择洗干净，入沸水中焯 1 分钟，捞出，沥干水分，盛入汤碗中。熟鸡胸脯肉切丝。熟火腿切丝。锅置火上，倒入适量清水烧沸，加食盐调味，离火，淋在焯好的莼菜上，放入熟鸡胸脯肉和熟火腿丝，淋上香油。

【用法】佐餐食用。

【功效】降脂降压。适用于肾脏疾病、高血压病患者。

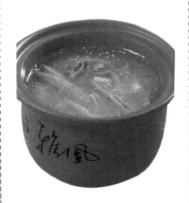

海带冬瓜汤

【原料】水发海带 100 克，冬瓜 200 克。香葱末、食盐、香油。

【制作】水发海带洗净，切菱形片。冬瓜去皮除子，洗净，切滚刀块。锅置火上，倒入适量清水，放入海带片和冬瓜块大火烧沸，转小火煮至冬瓜块熟透，用食盐调味，淋上香油，撒卜香葱末。

【用法】佐餐食用。

【功效】清热利尿，保护血管。适用于肥胖症、高血压病患者。

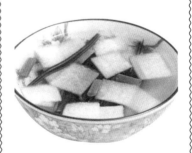

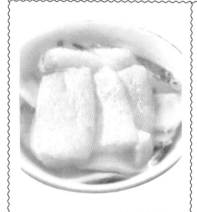

黄瓜竹荪汤

【原料】排骨 500 克，竹荪 200 克，黄瓜 300 克。食盐、葱、姜、食用植物油。

【制作】排骨洗净，焯水捞起。竹荪洗净沙子，黄瓜切片，姜拍松，葱挽结。锅内放水，加排骨、姜、葱，大火烧开，小火炖 1 小时后放竹荪再炖 1 小时。放入食盐调味，起锅前放入黄瓜，烧开，盛出。

【用法】佐餐食用。

【功效】降脂，降压，降糖。适用于高脂血症、肥胖症、高血压病患者。

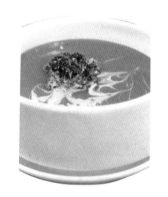

奶油南瓜洋葱汤

【原料】南瓜 250 克，洋葱 100 克，西兰花 50 克。奶油 20 克，食盐 3 克。

【制作】将南瓜去皮，洗净，切细丁。洋葱去皮，洗净，切细丁。西兰花洗净，掰小朵，焯水，过凉，待用。锅置火上，倒入奶油加热，加入洋葱炒香，放入南瓜丁，倒入适量清水，用小火煮至南瓜熟烂，加入食盐调味，撒上西兰花。

【用法】佐餐食用。

【功效】润肠通便，降脂降压。适用于糖尿病、高血压病患者。

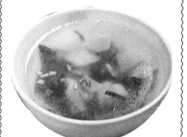

黄瓜瘦肉汤

【原料】黄瓜 200 克，瘦猪肉 100 克，干紫菜 5 克。葱花、姜末、料酒、水淀粉、食盐、食用植物油。

【制作】黄瓜洗净，去蒂，切片。瘦猪肉洗净，切片，加料酒和水淀粉抓匀，腌渍 15 分钟。干紫菜撕成小片。锅置火上，倒入适量食用植物油，待油温烧至七成热，放葱花和姜末炒香，放入肉片煸熟。加入适量清水烧开，倒入黄瓜片煮 2 分钟，加紫菜搅匀，用食盐调味。

【用法】佐餐食用。

【功效】清热解毒，降低血压。适用于高脂血症、高血压病患者。

马齿苋猪肉汤

【原料】鲜马齿苋 200 克，猪瘦肉 300 克。食用植物油、食盐。

【制作】先将马齿苋择去杂物，用清水洗净，用刀切成段。猪瘦肉、芡实均洗净。把马齿苋、猪瘦肉、芡实一齐放入净锅内，加清水适量，先用大火煮开，改用小火煲 2 小时。食用时，加适量食盐。

【用法】佐餐食用。

【功效】强心肌，扩血管。适用于高血压病、胃肠道感染、夜盲症患者。

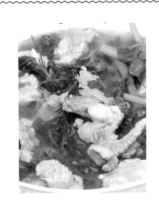

当归黄芪虾仁汤

【原料】虾仁 200 克。当归 15 克，黄芪 30 克，猪脊骨 300 克，猪瘦肉 150 克，老姜 5 克，食盐 5 克。

【制作】先将猪脊骨、猪瘦肉分别斩件。虾仁、当归、黄芪均洗净。待锅内水开后，放入猪脊骨、猪瘦肉氽去血渍，倒出，洗净。砂锅装水，用大火烧开后，放入猪脊骨、猪瘦肉、虾仁、当归、黄芪、老姜，煲 2 小时，调入食盐。

【用法】佐餐食用。

【功效】补血活血，润肠通便。适用于妇女月经不调、心悸晕眩、高血压病患者。

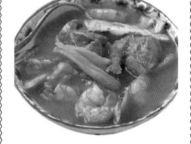

莼菜汤

【原料】莼菜 250 克，冬笋 50 克，咸榨菜 15 克。葱花、食盐、水淀粉、香油。

【制作】莼菜择洗干净，切段。冬笋去皮，洗净，切丝。咸榨菜用清水浸泡去食盐分，洗净，切丝。锅置火上，倒入适量清水烧沸，放入葱花搅匀，加冬笋丝和榨菜丝煮 5 分钟，倒入莼菜段煮 5 分钟，用食盐调味，水淀粉勾芡，淋上香油。

【用法】佐餐食用。

【功效】消肿解毒，降脂降压。适用于肾脏疾病、高血压病患者。

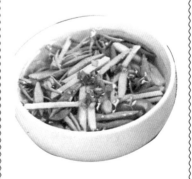

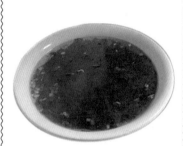

荸荠海带玉米须汤

【原料】荸荠 10 个，海带、玉米须各 30 克。

【制作】将荸荠洗净，去皮、切片，海带水发切丝，之后与玉米须一同放入砂锅中，加入清水适量，水煎成汤。

【用法】食荸荠、海带，并饮汤，每日 1~2 次。

【功效】清热化痰，利水降压。适用于高血压病患者。

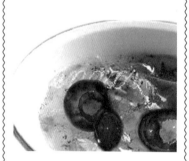

海蜇荸荠汤

【原料】海蜇 60 克，荸荠 100 克。葱花、姜末、料酒、食盐。

【制作】将海蜇洗净，切丝。荸荠洗净，切成片，备用。油锅置火上，烧至六成热时，加葱花、姜末爆炒出香，加水适量，加荸荠片，大火煮沸后，加海蜇、料酒，小火煨煮 20 分钟，加食盐少许，拌匀。

【用法】佐餐当菜，随意服食。

【功效】补益肝肾，祛湿降压。适用于高血压病患者。

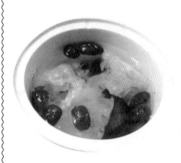

黑白木耳汤

【原料】黑木耳 15 克，银耳 15 克。大枣 10 克。

【制作】将大枣洗净，黑木耳、银耳用冷水泡发，去杂质，洗净，放入砂锅，加水适量，小火炖煮至烂。

【用法】早晚 2 次分服。

【功效】滋阴降压，润燥降脂，凉血止血。适用于各类高血压病，对高血压病伴眼底出血者尤为适宜。

桑寄生老母鸡汤

【原料】老母鸡半只（约500克），桑寄生、玉竹各30克，去核红枣4枚，生姜4片。

【制作】老母鸡活宰，去毛、肠脏、肥油。取半只切块，用油、生姜炒香备用。桑寄生除去杂质，洗净，再将玉竹、红枣洗净。将鸡块与桑寄生、玉竹、红枣同时放入砂锅内，加清水适量，武火煮沸后，文火再煮3小时，汤成调味。

【用法】佐餐食用。

【功效】适用于眩晕、心悸等症状的高血压病患者。

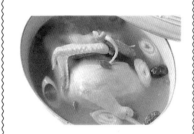

海蜇荸荠大枣汤

【原料】海蜇皮50克，荸荠100克，大枣10枚，天麻9克，白糖适量。

【制作】将海蜇皮洗净，荸荠去皮洗净切片，之后与洗净的大枣、天麻一同放入砂锅中，加入清水适量，共煮汤，待汤成时捞出天麻，调入白糖。

【用法】吃海蜇皮、荸荠及大枣，并饮汤，每日2次。

【功效】清热平肝，健脾化痰。适用于高血压病患者。

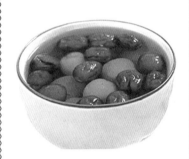

芦笋鲍鱼汤

【原料】芦笋15克，罐头鲍鱼50克，豌豆苗100克。料酒、食盐、胡椒粉。

【制作】将芦笋洗净，切成片，放入沸水锅稍烫，捞出备用。鲍鱼切成薄片。豌豆苗洗净。锅内放清水烧沸，将芦笋和鲍鱼片分别在沸汤中烫一下，取出，大火煮汤，加料酒、食盐、胡椒粉等，再放入芦笋、鲍鱼、豌豆苗，煮沸。

【用法】佐餐当汤菜，随意服食。

【功效】滋阴清热，化痰浊，降血压。适用于各类高血压病患者。

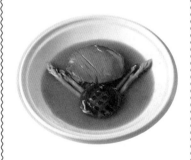

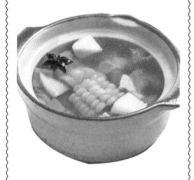

田园蔬菜养生汤

【原料】瘦肉、南瓜、青苹果、胡萝卜、西红柿各50克，玉米100克。生姜、八角、料酒、食盐2克。

【制作】水烧开后放入瘦肉、生姜、八角、料酒余出血水，捞出肉块洗净备用。南瓜、玉米、青苹果、胡萝卜、西红柿分别洗净，切成块。除西红柿外其他材料放入砂锅，加入适量清水，大火烧开，小火慢煲2个小时，然后放入西红柿块，撒少许食盐继续煲20分钟左右。

【用法】佐餐食用。

【功效】补肝明目，清热解毒。适用于百日咳、小儿营养不良、高血压病患者。

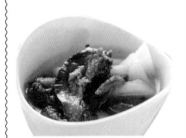

山药海参汤

【原料】水发海参100克，猪脊骨250克。西洋参10克，山药、枸杞子各15克，姜5克，食盐5克。

【制作】将水发海参洗净，切成小块。猪脊骨斩件。山药、枸杞子、西洋参洗净姜洗净，切片。砂锅内放适量清水煮沸，放入猪脊骨，余去血渍，捞出，洗净。将山药、脊骨、海参、西洋参、枸杞子、姜放入炖盅内，加入适量沸水，隔水炖开，水沸后用小火炖1小时，加食盐调味。

【用法】佐餐食用。

【功效】补肾，益精髓。适用于肝炎、肾炎、动脉硬化、高血压病患者。

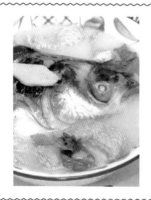

荠菜生姜鱼头汤

【原料】荠菜鲜品500克（干品150克）。姜3片，大鱼头1个，瘦肉150克，食盐适量。

【制作】荠菜洗净，姜洗净并切片。大鱼头、瘦肉洗净。将荠菜、姜、大鱼头、瘦肉放入煲内，加水煲煮约1小时，加食盐调味。

【用法】佐餐食用。

【功效】清热解毒，凉血止血。适用于青光眼、血尿、泌尿系统结石、高血压病患者。

马齿苋黑木耳汤

【原料】猪瘦肉 450 克，马齿苋 30 克，薏米 30 克，黑木耳 15 克，蜜枣 20 克。姜、葱各 8 克，食盐 5 克。

【制作】马齿苋洗净，薏米洗净，黑木耳浸泡、洗净，蜜枣洗净，猪瘦肉洗净。锅内烧水，水开后，放入猪瘦肉煮 5 分钟，捞出洗净，然后放入瓦煲中。将马齿苋、薏米、黑木耳、蜜枣、姜、葱也放入瓦煲，加入适量清水，先用大火煲沸后，改用小火煲 2 小时，加食盐调味。

【用法】佐餐食用。

【功效】清热解毒，凉血止痢。适用于肠燥便秘、高血压病患者。

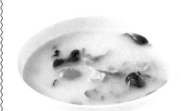

番茄冬瓜汤

【原料】番茄 150 克，冬瓜 100 克，粉丝 50 克。虾皮、葱花、食盐、食用植物油。

【制作】番茄洗净，去蒂，切块。冬瓜去皮除子，洗净，切块。粉丝用温水泡软，切成段。锅置火上，倒入适量食用植物油，待油温烧至七成热，放葱花炒香，放入番茄块和冬瓜块翻炒均匀，淋入适量清水煮至冬瓜块熟透，放入粉丝和虾皮，烧开，用食盐调味。

【用法】佐餐食用。

【功效】健胃消食，清热解毒。适用于肥胖症、高血压病患者。

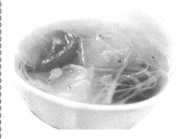

苹果胡萝卜汤

【原料】苹果、胡萝卜各 100 克。食盐、香油。

【制作】苹果洗净，去蒂除核，切块。胡萝卜洗净，切块。锅置火上，放入苹果块、胡萝卜块和适量清水烧沸，转小火煮至胡萝卜熟透，用食盐调味，淋上香油。

【用法】佐餐食用。

【功效】补脑养血，宁神安眠。适用于高血压病患者。

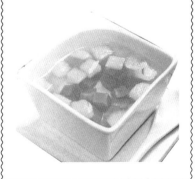

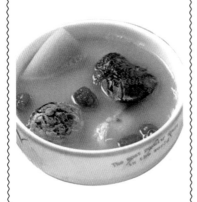

木瓜乌鸡汤

【原料】乌鸡400克，木瓜500克，猪脊骨200克，猪瘦肉150克。红枣10克，老姜5克，食盐5克。

【制作】将猪脊骨、猪瘦肉、乌鸡斩件。木瓜去皮、核，切块。锅内放适量清水煮沸，放入猪脊骨、猪瘦肉、乌鸡余去血渍，捞出，洗净。砂锅装水，用大火煲滚后，放入猪脊骨、木瓜、猪瘦肉、乌鸡、红枣、老姜，煲2小时，调入食盐。

【用法】佐餐食用。

【功效】健脾胃，降血压。适用于慢性萎缩性胃炎、风湿筋骨痛、心血管疾病、高血压病患者。

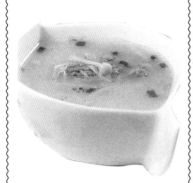

金针菇牛肉汤

【原料】金针菇、牛肉各100克。香菜末、葱花、姜丝、食盐、食用植物油。

【制作】金针菇去根，洗净，入沸水中焯透，捞出。牛肉洗净，切丝。锅置火上，倒入适量食用植物油，待油温烧至七成热，放入葱花、姜丝炒香，加牛肉丝滑熟。放入焯好的金针菇翻炒均匀，倒入适量清水大火煮沸，转小火煮5分钟，用食盐调味，撒上香菜末。

【用法】佐餐食用。

【功效】降低胆固醇，保护血管。适用于肠胃溃疡、高血压病患者。

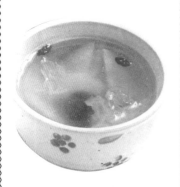

老北小吊梨汤

【原料】雪花梨200克。银耳（水发后）25克，冰糖25克，青梅10克，枸杞适量。

【制作】把梨洗净，连皮削成大片。锅中加水400克，水烧开后先下银耳，中火煮10分钟，再下入梨、冰糖、青梅。小火煮1小时左右出锅饮用。

【用法】佐餐食用。

【功效】清热镇定，稳定血压。适用于头晕目眩、高血压病患者。

平菇豆芽汤

【原料】鲜平菇 100 克，黄豆芽 100 克。食盐、香油、葱花。

【制作】平菇切去根部，洗净。黄豆芽切去根部，洗净。锅内加适量清水煮约 20 分钟，再放入平菇片。加食盐、香油、葱花后续煮 3 分钟。

【用法】佐餐食用。

【功效】清热利湿，消肿除痹。适用于脾胃湿热、大便秘结、高脂血症、高血压病患者。

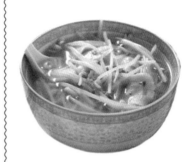

淡菜香菇瘦肉汤

【原料】淡菜 100 克，香菇 150 克，猪瘦肉 250 克，猪脊骨 300 克。老姜 5 克，食盐 5 克。

【制作】将猪脊骨、猪瘦肉分别斩件。淡菜、香菇均洗净。砂锅内放适量清水煮沸，放入猪脊骨、猪瘦肉，余去血渍，倒出，用温水洗净。用砂锅装水，大火煮沸后，放入猪脊骨、猪瘦肉、淡菜、香菇、老姜，煲 2 小时后调入食盐。

【用法】佐餐食用。

【功效】补胃益气，清除内热。适用于老年头晕、腰痛、小便余沥、高血压病患者。

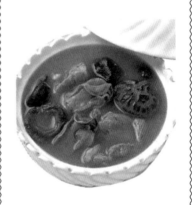

苹果银耳瘦肉汤

【原料】苹果 100 克，瘦猪肉 50 克，胡萝卜 25 克，水发银耳 10 克。葱花、姜片、食盐、香油。

【制作】苹果洗净，去皮除核，切块。瘦猪肉洗净，切块。胡萝卜洗净，切块。水发银耳择洗干净，撕成小朵。锅置火上，放入瘦肉块、胡萝卜块、水发银耳、葱花和姜片，加适量沸水大火煮沸，转小火煮至瘦肉块熟透，倒入苹果块煮 2 分钟。用食盐调味，淋入香油。

【用法】佐餐食用。

【功效】补脾开胃，益气清肠。适用于动脉硬化、高血压病患者。

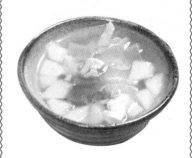

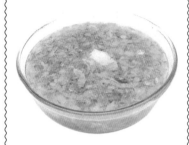

荸荠芹菜汤

【原料】荸荠 100 克，芹菜 80 克，荠菜 60 克，食用植物油少许，食盐适量。

【制作】将荸荠去皮洗净，十字切开。芹菜洗净切成小段（入沸水中焯一下）。荠菜洗净切碎。然后起油锅，加热后放入芹菜翻炒 3 分钟，加入荸荠和适量清水，煮沸 5 分钟后再加入荠菜，炖两沸放入食盐、调味。

【用法】每日 2 次，分早、晚服食。

【功效】清热平肝降压。适用于高血压病患者。

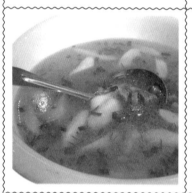

茭白芹菜汤

【原料】茭白 30 克，芹菜 50 克。

【制作】将茭白洗净，与洗净切条的芹菜一同放入砂锅中，加入清水适量，共煮成汤。

【用法】每日 2~3 次，吃茭白、芹菜，并喝汤。

【功效】清热除烦，平肝降压。适用于高血压病患者。

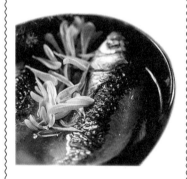

双花鲫鱼汤

【原料】菊花 18 克，槐花 15 克，鲫鱼 1 条（重约 350 克）。葱花、生姜末、食盐。

【做法】先将菊花、槐花分别洗净，放入碗中备用。再将鲫鱼去鳃、鳞、内脏，洗净后，将料酒、酱油在鲫鱼全身抹匀，放置片刻，入砂锅，加入适量清汤，用旺火煮沸，加入葱花、生姜末，改用文火煨煮 30 分钟，再加入菊花、槐花，继续煨煮 15 分钟，加食盐少许，煮沸盛出。

【用法】佐餐当菜，随意食用。

【功效】平肝潜阳，泻火降压。适用于高血压病患者。

荠菜旱莲草汤

【原料】荠菜 30 克，旱莲草 15 克。

【制作】将上述 2 种原料放入砂锅内，加水适量，用文火煎煮。

【用法】每日 1 剂，分早、中、晚 3 次饮用。

【功效】清热，凉血，止血。适用于高血压病合并眼底出血、头痛、眩晕、视力减退患者。

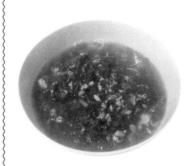

海带薏仁汤

【原料】海带 250 克，薏苡仁 250 克。

【制作】先将薏苡仁洗净，浸泡 1~2 小时，再将海带洗净，切成细丝状，然后把薏苡仁及海带一起放入高压锅内，加水大约 3500 毫升，将薏苡仁及海带煮至极烂。

【用法】早、晚餐分别食用，5~7 天为 1 个疗程。

【功效】平肝降压，化痰祛湿。适用于高血压病患者。

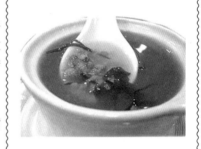

苦瓜菊花汤

【原料】新鲜苦瓜 350 克，白菊花 15 克。

【制作】先将白菊花洗净，备用。再将苦瓜去蒂，切开后去子，洗净，切成薄片，与白菊花一起放入砂锅中，加水适量，用中火煎煮半小时。

【用法】早、晚餐分别饮用。

【功效】清热，解毒，平肝降压。适用于高血压病患者。

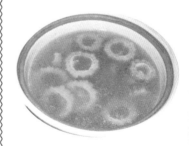

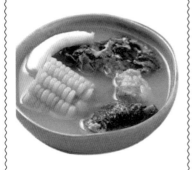

玉米椰子乌鸡汤

【原料】乌鸡肉 250 克，猪瘦肉 200 克，玉米 150 克，椰子 100 克。老姜 5 克，食盐 2 克。

【制作】先将猪瘦肉、乌鸡肉分别洗净，剁块。玉米去苞、穗，斩段。椰子破壳取肉，切片。砂锅内放适量清水煮沸，放入猪瘦肉、乌鸡肉，氽去血渍，倒出，用温水洗净。砂锅内放适量清水，用大火煲沸，放入乌鸡肉块、猪瘦肉块、玉米段、椰子片、老姜，煲 2 小时，调入食盐。

【用法】佐餐食用。

【功效】滋阴清热，补肝益肾。适用于高血压病患者。

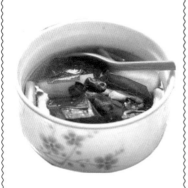

冬瓜海带淡菜汤

【原料】水发海带 200 克，冬瓜 400 克，淡菜 100 克。食用植物油、食盐。

【制作】海带切片。冬瓜去皮及籽，洗净，切块。淡菜泡软。放冬瓜、海带煸炒 2 分钟，加水煮 30 分钟，再放淡菜煮 15 分钟，放食盐调味。

【用法】佐餐食用。

【功效】补虚益精，温肾散寒。适用于耳鸣眩晕、动脉硬化、高血压病患者。

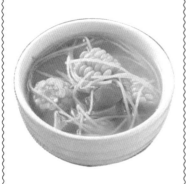

玉米清汤

【原料】玉米 400 克，黄豆芽 100 克，胡萝卜 200 克。食盐。

【制作】将玉米去衣，斩件，洗净。胡萝卜洗净，切块。黄豆芽洗净。锅内放适量清水，放玉米煮沸。放胡萝卜，煮沸。黄豆芽小火煮 20 分钟，加食盐调味。

【用法】佐餐食用。

【功效】益肺宁心，健脾开胃。适用于高血压病患者。

平菇白菜肉片汤

【原料】鲜平菇 150 克，猪瘦肉 100 克，白菜心 50 克，鲜汤 1000 毫升。香油、食盐、料酒。

【制作】将鲜平菇去根，洗净，切成薄片白菜洗净，切段。猪瘦肉洗净，切片。炒锅上大火，倒入鲜汤，放入平菇片、猪瘦肉片煮开，下白菜心。加食盐、料酒，撇去浮沫，淋上香油，起锅盛入汤碗。

【用法】佐餐食用。

【功效】追风散寒，舒筋活络。适用于腰腿疼痛、手足麻木、头晕、贫血、燥咳无痰、高血压病患者。

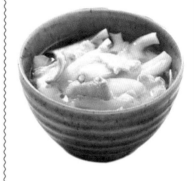

红枣花生米汤

【原料】鲜红枣 50 克，花生米 100 克。红糖 15 克。

【制作】红枣洗净。花生米挑净杂质，洗净，用清水浸泡 2~3 小时。锅置火上，放入红枣、花生米和没过锅中食材的清水，大火烧开后转小火煮至花生米熟软，加红糖调味。

【用法】佐餐食用。

【功效】软化血管，降低血压。适用于高血压病患者。

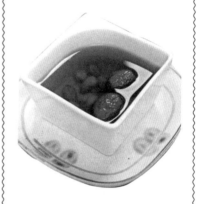

菊花黄芪鹌鹑汤

【原料】鹌鹑 250 克，猪脊骨 250 克，猪肉 150 克。菊花 50 克，黄芪 10 克，红枣 6 枚，老姜 5 克，食盐 5 克。

【制作】先将鹌鹑剖好、洗净，猪脊骨、猪肉均斩件。砂锅内放适量清水煮沸，放入鹌鹑、猪脊骨、猪肉，汆去血渍，捞出，洗净。砂锅内放适量清水煮沸，放入猪脊骨、猪肉、鹌鹑、菊花、黄芪、老姜，煲 2 小时后调入食盐。

【用法】佐餐食用。

【功效】清肝明目，清热解毒。适用于营养不良、贫血、高血压病患者。

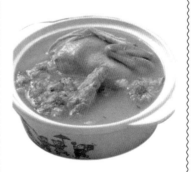

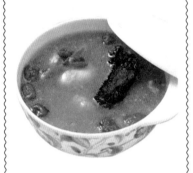

枸杞子生地兔肉汤

【原料】兔肉 500 克。猪脊骨 200 克，猪瘦肉 200 克，枸杞子 10 克，生地 20 克，姜 20 克，食盐 5 克。

【制作】兔肉、猪脊骨、猪瘦肉均斩件。姜去皮。砂锅内放适量清水煮沸，放猪脊骨、兔肉、猪瘦肉汆去血渍，倒出，用温水洗净。砂锅内放入兔肉、猪脊骨、猪瘦肉、姜、枸杞子、生地，加入适量清水，小火煲 2 小时，调入食盐。

【用法】佐餐食用。

【功效】明目益精，清心润肺。适用于高血压病患者。

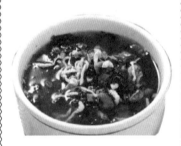

淡菜紫菜瘦肉汤

【原料】猪瘦肉 180 克，淡菜 90 克，紫菜 60 克。食用植物油、生抽、食盐、淀粉。

【制作】淡菜用水浸软，洗净。猪瘦肉洗净，切丝，用食用植物油、生抽、食盐、淀粉腌 10 分钟。紫菜撕成小块，放锅内炒片刻，去腥味和沙，用清水浸开，洗净。把淡菜放入锅内，加清水适量，小火煲沸 15 分钟后，放入紫菜再煲沸，再放入猪瘦肉丝煲至熟，加食盐。

【用法】佐餐食用。

【功效】祛脂降压，补血益气。适用于中老年人体质虚弱、气血不足、营养不良、高血压病患者。

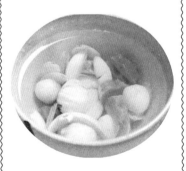

百合莲子柿饼汤

【原料】莲子 20 克，百合 30 克，柿饼 30 克。冰糖适量。

【制作】莲子洗净，冷水浸泡 3 个小时。将百合洗净。柿饼洗净切成小块。锅置火上，放入适量清水，放入莲子煮至八成熟，然后放入百合、柿饼和冰糖，煮至熟。

【用法】佐餐食用。

【功效】润肠通便，降低血压。适用于动脉硬化、便秘、高血压病患者。

木耳腐竹兔肉汤

【原料】兔肉 500 克，猪脊骨 200 克，猪瘦肉 200 克，木耳 100 克，腐竹 100 克。姜 20 克，食盐 10 克。

【制作】木耳、腐竹洗净，撕块切好。兔肉、猪脊骨、猪瘦肉分别斩件。砂锅内放适量清水煮沸，放兔肉、猪脊骨、猪瘦肉汆去血渍，倒出，用温水洗净。砂锅内放入猪脊骨、猪瘦肉、兔肉、木耳、腐竹、姜，加入适量清水，煲 2 小时，调入食盐。

【用法】佐餐食用。

【功效】健脾补气，活血化痰。适用于高血压病、心脑血管病、糖尿病患者。

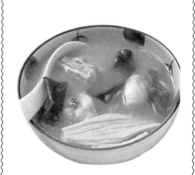

甘薯蛋花汤

【原料】甘薯 200 克，鸡蛋 2 个。姜 15 克，糖适量。

【制作】甘薯洗净，去皮，切粒。鸡蛋打入碗中，取蛋黄待用。清水连同甘薯小火煲 1 小时，放入糖和蛋黄拌匀后熄火。蛋白用适量清水煮至刚熟，取出，放入糖水内。

【用法】佐餐食用。

【功效】益气力，健脾胃。适用于高血压病患者。

香蕉百合银耳汤

【原料】香蕉 2 根，银耳（干）15 克，百合（鲜）120 克，枸杞适量。

【制作】银耳用清水泡透，去杂洗净，撕成小朵。百合剥开洗净，去蒂。香蕉洗净，去皮，切成 0.3 厘米厚的小片。将各种材料放入炖盅中，加入枸杞和适量清水，小火炖半小时。

【用法】佐餐食用。

【功效】滋润肠燥，通便泄热。适用于高血压病患者。

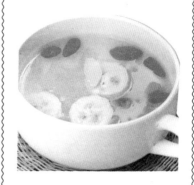

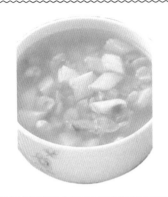

山药玉米汤

【原料】山药 250 克，玉米粒 200 克。食盐、清汤。

【制作】玉米粒洗净炒熟，入搅拌机中研成碎末。山药去皮，洗净，切成丁。锅置火上，倒清汤大火煮沸，放山药丁、玉米粉，小火煮 1 小时，加食盐调味。

【用法】佐餐食用。

【功效】益肺宁心，清除湿热。适用于糖尿病、水肿、高血压病患者。

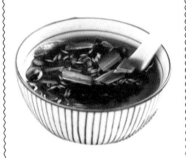

黑豆黄芪汤

【原料】黑豆 100 克，黄芪 50 克，浮小麦 15 克，黑豆衣 10 克。红糖适量。

【制作】黑豆衣洗净，沥干水。黄芪洗净，切成小块。浮小麦用水浸洗干净。将黑豆、黄芪、浮小麦、黑豆衣放入煲中烧开后，改用小火煲 2 小时。黑豆煲熟，下适量糖，煮溶。

【用法】佐餐食用。

【功效】补虚养血，利水祛风。适用于脾虚水肿、高血压病患者。

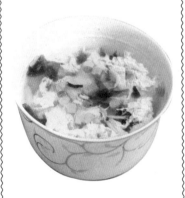

紫菜虾皮蛋花汤

【原料】紫菜 5 克，虾皮 10 克，黄瓜 50 克，鸡蛋 1 个。食盐 5 克，葱花、香油。

【制作】紫菜洗净，撕碎，与虾皮放碗中。鸡蛋磕开，搅匀。黄瓜洗净，切片。锅置火上，放油烧热，加入葱花炝香，放适量水烧开，淋入鸡蛋液。待蛋花浮起时，放黄瓜片，加食盐、香油，把汤倒入紫菜碗中。

【用法】佐餐食用。

【功效】降低胆固醇，调节血压。适用于动脉硬化、冠心病、高血压病患者。

川贝罗汉果鹌鹑汤

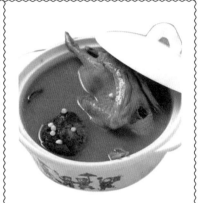

【原料】鹌鹑 250 克，猪脊骨 200 克，猪瘦肉 150克。川贝 10 克，罗汉果 1 个，老姜 5 克，食盐 5 克。

【制作】先将猪脊骨、猪瘦肉、鹌鹑洗净，斩件。砂锅内放适量清水煮沸，将猪脊骨、鹌鹑、猪瘦肉氽过水，捞出，洗净。砂锅内放适量清水煮沸，放入猪脊骨、猪瘦肉、鹌鹑、川贝、罗汉果、老姜，煲 2 小时，调入食盐。

【用法】佐餐食用。

【功效】清肺燥，除痰火。适用于贫血头晕、结核病、高血压病患者。

葱头虾仁汤

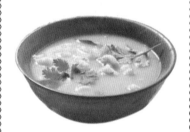

【原料】大虾 500 克。葱头丝、面粉各 100 克，大蒜、香叶、白兰地酒、白葡萄酒、食盐、胡椒粉、牛肉汤、食用植物油。

【制作】大虾去头、皮，除掉沙肠，洗净，切片，用牛肉汤加食盐煮熟。锅置火上，放食用植物油烧热，放葱头丝、大蒜炒香，放上香叶，盛出备用。锅复置火上，放食用植物油烧热，放面粉炒至微黄，用煮沸的牛肉汤冲之，搅匀微沸后，放上炒好的葱头丝、大蒜和煮熟的虾片，加食盐、胡椒粉调味，入白兰地酒和白葡萄酒，煮至微沸。

【用法】佐餐食用。

【功效】温中散寒，补脑补钙。适用于肾虚阳痿、高血压病患者。

樱桃银耳汤

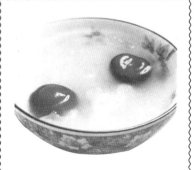

【原料】樱桃 20 克，银耳 20 克。糖桂花 5 克，冰糖适量。

【制作】将银耳去蒂、洗净，撕成小朵。樱桃清洗干净。锅里加水，放入樱桃、银耳、冰糖，用旺火烧开，加入糖桂花用小火煨，等银耳熟烂时出锅。

【用法】佐餐食用。

【功效】利尿降压，补脾开胃。适用于高血压病患者。

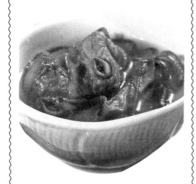

海带排骨汤

【原料】猪排骨 400 克，水发海带 150 克。食盐、料酒、葱、姜各 10 克、香油。

【制作】海带切丝，焯水。排骨横剁成段，焯水后捞出，用温水泡净。锅内加入适量清水，放入排骨、葱段、姜片、料酒，用大火烧沸，撇去浮沫，然后转用中火焖烧约 1 小时，倒入海带丝，再用大火烧沸，加食盐调味，淋入香油。

【用法】佐餐食用。

【功效】利尿，降压。适用于高血压病患者。

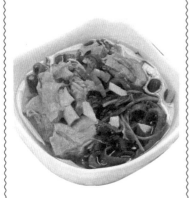

海带炖鸭汤

【原料】鸭腿 250 克，苋菜 100 克，水发海带丝 25 克。葱、姜、食盐、胡椒粉。

【制作】鸭腿洗净，剁成块，焯水，入沸水中余透，捞出。苋菜择洗干净，焯水，切段。水发海带丝洗净，切成 10 厘米左右的段。锅置火上，倒油烧至七成热，放入葱花和姜片，倒入余好的鸭块和海带丝翻炒均匀，加适量水煮至鸭肉熟烂，放入苋菜煮 2 分钟，用食盐和胡椒粉调味。

【用法】佐餐食用。

【功效】清热润燥，稳定血压。适用于头晕、目眩、高血压病患者。

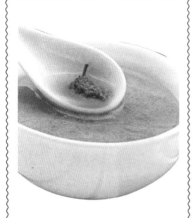

桑葚牛骨汤

【原料】牛骨 100 克，桑葚 25 克。姜片、料酒、葱段段各 10 克，食盐 4 克。

【制作】先将桑葚洗净，去蒂，加料酒和白糖各少许，上锅蒸一下备用。再将牛骨洗净，砸断。汤锅置火上，加入适量清水，放入牛骨，煮沸后撇去浮沫，加姜片、葱段，再煮至牛骨发白，捞出牛骨，加入桑葚继续煮，沸腾后再撇去浮沫，加食盐调味。

【用法】佐餐食用。

【功效】生津润燥，补肝益肾。适用于糖尿病、高血压病患者。

鱿鱼汤

【原料】鱿鱼 200 克。食盐、料酒、酱油、香菜、胡椒粉。

【制作】将鱿鱼切成 1 厘米宽的十字花，剁成 2 厘米宽、3 厘米长的块盛在盘内。香菜洗净，切末。锅内放水，待水沸，下鱿鱼氽透倒出，再将锅放水，加食盐、料酒、酱油、胡椒粉，水沸后去沫，加入鱿鱼，再次沸腾后撒入香菜末。

【用法】佐餐食用。

【功效】降低血脂，保持血压。适用于动脉硬化、高血压病患者。

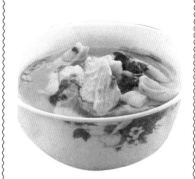

节瓜牡蛎汤

【原料】节瓜 500 克，牡蛎 50 克。猪瘦肉 300 克，猪脊骨 200 克、姜、食盐。

【制作】牡蛎洗净。猪瘦肉切片。脊骨斩件。姜去皮，切片。节瓜去皮，切片。锅置于火上，放适量清水，煮沸后放入猪脊骨、猪瘦肉，氽去血渍，捞出沥干，备用。另起锅置火上，放入猪脊骨、节瓜、猪瘦肉、姜片、牡蛎，加入适量清水，煮 2 小时，调入食盐。

【用法】佐餐食用。

【功效】软坚散结，收敛固涩。适用于糖尿病、高血压病患者。

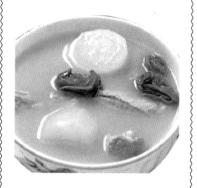

竹荪排骨汤

【原料】猪排骨 200 克，竹荪（干）100 克。姜 5 克，胡椒粉、料酒、食盐、香油。

【制作】先将竹荪用热水泡发，去头部，切段，用冷水冲洗干净。姜切片。排骨用沸水煮过，撇去泡沫，捞出。汤锅中加水煮沸，放排骨、竹荪、姜、胡椒粉、料酒、食盐，撇去泡沫，继续煮 60 分钟，淋香油，出锅。

【用法】佐餐食用。

【功效】宁神健体，益气补脑。适用于高脂血症、肥胖症、高血压病患者。

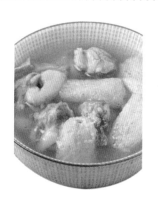

芦笋豆苗鲤鱼汤

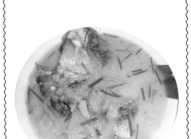

【原料】芦笋 120 克，豌豆苗 60 克，活鲤鱼 1 条。料酒、葱花、生姜末、食盐、胡椒粉。

【制作】先将芦笋洗净，切成 4 段，放入沸水中稍烫，再置于凉白开水中备用。再将鲤鱼宰杀后，去鳞、鳃及内脏，洗净后放入砂锅中，加水适量，先用旺火煮沸，撇去浮沫，加入料酒、葱花、生姜末，再改用文火煨煮至鲤鱼肉熟烂，再加入拣净洗好的豌豆苗和芦笋段以及食盐、胡椒粉，用文火煮沸，盛出。

【用法】当菜佐餐，随意食用。

【功效】滋阴清热，降脂降压。适用于高血压病患者。

红枣冬菇汤

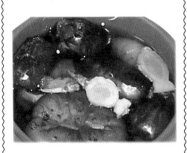

【原料】红枣 15 枚，干冬菇 15 个。生姜、熟花生油、料酒、食盐各适量。

【制作】干冬菇洗净泥沙，切片；红枣洗净，去核。取干净无油污碗 1 只，放入冬菇片、红枣、食盐、料酒、姜片、适量清水和少许熟花生油，取盖盖严，上笼蒸 60~90 分钟，出笼。

【用法】佐餐当菜，随意食用。

【功效】软化血管，降低血压。适用于动脉硬化、高血压病患者。

荠菜淡菜汤

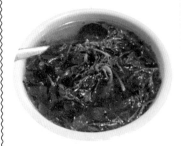

【原料】荠菜、淡菜各 60 克。食盐适量。

【做法】荠菜去根、杂质，洗净切段。淡菜用清水泡发，用开水汆烫一遍。荠菜和淡菜一齐放入锅内，加清水适量，武火煮沸后，文火煮 1 小时，加少许食盐调味即可。

【用法】佐餐当菜，随意食用。

【功效】滋阴，清热，明目。适用于高脂血症、高血压病患者。

枸杞甲鱼汤

【原料】甲鱼1只，枸杞子15克。葱段、姜片各5克，料酒10克，食盐3克，清水400克，花椒少许。

【制作】将活甲鱼宰杀，沥净血水，去头及内脏，洗净，将净甲鱼放入沸水中烫3分钟，捞出，刮去裙边上的黑膜，剁去爪和尾，去背板、背壳，切块。甲鱼肉放入蒸盆中，加入枸杞子、食盐、料酒、花椒、姜片、葱段、清水，盖上背壳，入笼蒸1小时取出，趁热服食。

【用法】佐餐食用。

【功效】润肤明目，软化血管。适用于动脉硬化、高血压病患者。

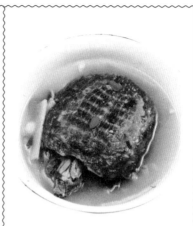

海带绿豆汤

【原料】海带30克，绿豆150克。陈皮2克。冰糖适量。

【制作】陈皮泡软，刮瓢，切丝。海带浸泡10分钟，洗净，切丝。绿豆浸水待用。绿豆、陈皮、海带入锅，加适量清水，小火煮1小时。加入冰糖，再煮20分钟。

【用法】佐餐食用。

【功效】除热散结，止渴利尿。适用于高血压病、水肿、红眼病患者。

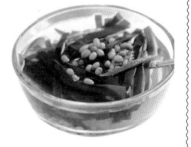

鸡丝豌豆汤

【原料】鸡胸肉200克，豌豆粒50克。食盐3克，香油少许。

【制作】鸡胸肉洗净，入蒸锅蒸熟，取出来撕成丝，放入汤碗中。豌豆粒洗净，入沸水锅中焯熟，捞出，沥干水分，放入汤碗里。锅置火上，倒入水煮开，加食盐调味，浇入已放好鸡丝和豌豆的汤碗中，淋上香油。

【用法】佐餐食用。

【功效】扩张血管，降低血压。适用于肥胖症、高血压病患者。

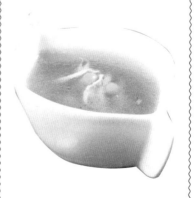

牡蛎香菇汤

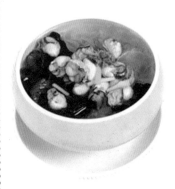

【原料】鲜牡蛎肉 60 克，鲜香菇 30 克。料酒、食盐、食用植物油、葱花、生姜末。

【制作】将鲜牡蛎肉洗净，切片。香菇洗净后，撕成条状，备用。锅置火上，加植物油烧至五成热时，加葱花、生姜末煸炒出香，加清水适量，用大火煮沸，同时加入牡蛎片、香菇条，改用小火煨炖 30 分钟，加料酒、食盐，再煮至沸。

【用法】佐餐当菜，随意服食。

【功效】滋肾养肝，熄风降压。适用于各类高血压病。

三鲜降压汤

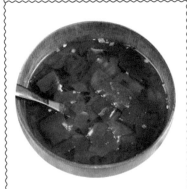

【原料】海带、海藻各 250 克，干贝 120 克。香油、食盐。

【制作】先将海带、海藻、干贝用温水洗净，一起放入砂锅中，加水适量，用文火煮炖至海带、海藻熟烂，加食盐再煮片刻，淋入香油。

【用法】当菜佐餐，吃菜喝汤。

【功效】滋补肝肾，降低血压。适用于高血压病患者。

苦瓜荠菜瘦肉汤

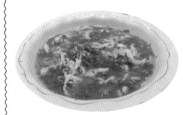

【原料】新鲜苦瓜 250 克，荠菜 60 克，猪瘦肉 120 克。

【制作】先将瘦猪肉洗净、切片，用食盐腌好。再将鲜苦瓜去瓤、洗净、切片，用食盐腌好。然后将荠菜放入砂锅内，加水适量，用文火煮半个小时，去渣，再加入苦瓜煮熟，然后放入猪肉片，煮 5 分钟至肉刚熟，调味。

【用法】吃肉喝汤，佐餐食用。

【功效】清心解暑，平肝泄热。适用于高血压病患者。

苹果甘薯汤

【原料】苹果 30 克，甘薯 50 克。糖 3 克，食盐 1 克，清水适量。

【制作】苹果洗净，不去皮，切成三角形。甘薯厚厚地削去其皮，切成半月形，用水浸泡去涩味，放在滤网上沥干水分。清水和 150 毫升的水倒进锅里，放入食盐，并放入苹果和甘薯，加一点糖，盖上锅盖开始煮，甘薯变软后。

【用法】佐餐食用。

【功效】补脾胃，养心神。适用于脾胃虚弱、大便秘结、高血压病患者。

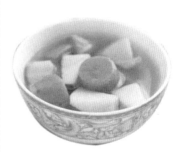

杨梅香蕉汤

【原料】香蕉 2 根，杨梅 13 枚。冰糖适量。

【制作】将香蕉去皮，切成 1 厘米见方的丁。将锅洗净，放火上，添入水，放入冰糖，冰糖溶化且水沸时，撇去浮沫。加上杨梅，放入香蕉丁，待丁漂起，起锅盛入汤盆内。

【用法】佐餐食用。

【功效】生津解渴，和胃消食。适用于痢疾、腹痛、高血压病患者。

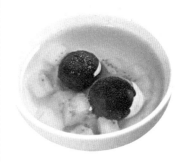

杨梅梨番茄汤

【原料】杨梅 100 克，雪梨 3 个，番茄 3 个。冰糖 15 克，蜂蜜 10 克。

【制作】杨梅、雪梨和番茄清洗干净。雪梨去核去皮，切块备用。番茄切块备用。把杨梅、梨、番茄放入锅中，加适量清水煮开，转小火加入冰糖继续煮10 分钟，调入蜂蜜。

【用法】佐餐食用。

【功效】生津解渴，和胃消食。适用于痢疾、腹痛、高血压病患者。

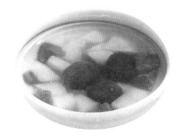

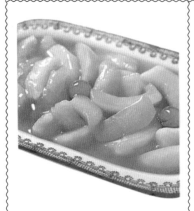

蜜汁仙桃

【原料】鲜桃 100 克。蜜糖 30 克，食盐 5 克，淀粉 20 克。

【制作】桃去皮、核后切块洗净。锅烧热，加入清水、食盐、蜜糖、仙桃煮至熟透。用淀粉勾芡，盛入碟内。

【用法】佐餐食用。

【功效】补益气血，养阴生津。适用于便秘、高血压病患者。

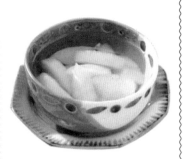

冰糖炖雪梨

【原料】雪梨 150 克。冰糖 100 克。

【制作】雪梨切块，去皮，去核。将雪梨、适量清水放入锅中，小火熟煮。雪梨煮熟后倒入容器内，待温热后加入冰糖，调匀。

【用法】佐餐食用。

【功效】润肺，清心，消痰，降火，解毒。适用于心脏病、肝炎、高血压病患者。

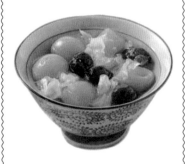

红枣银耳金橘

【原料】红枣 10 枚，金橘 100 克，银耳 5 克。冰糖适量。

【制作】银耳、红枣分别用温水泡发，洗净。银耳去蒂，洗净。砂锅内放入红枣、银耳、金橘，加适量清水，煮 2～3 小时。加入冰糖，再继续熬到银耳软烂黏稠。

【用法】佐餐食用。

【功效】理气止咳，健胃化痰。适用于冠心病、动脉硬化、高血压病患者。

芹菜苹果饮

【原料】新鲜芹菜 500 克，苹果 350 克。

【制作】先将苹果外皮洗净，去皮、去核，切碎。再将新鲜芹菜洗净，将根、茎、叶一起洗净，切碎，备用。然后将备好的芹菜和苹果一起放入家用果汁机中搅成糊状，制成浆汁，然后用洁净纱布去渣滤汁，用文火煮沸饮用。

【用法】早、晚餐分别饮用。

【功效】平肝降压，软化血管。适用于高血压病患者。

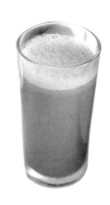

西瓜芹菜汁

【原料】芹菜 250 克，西瓜 1 个（重约 1500 克）。

【制作】先将芹菜洗净，放入凉开水中浸泡片刻，连根、茎、叶一起切碎，放入碗中备用。将西瓜切开，除掉瓜子与瓜皮，只将瓜瓤与备好的芹菜一起放入果汁机中快速搅打，取汁饮用。

【用法】每日分早、晚两次饮用。

【功效】清热除烦，平肝降压。适用于各类高血压病患者。

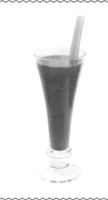

西红柿芹菜汁

【原料】熟透的新鲜西红柿 500 克，旱芹菜 350 克。

【制作】先将熟透的新鲜西红柿洗净，去蒂后连皮切成小块，备用。将旱芹菜连根、茎、叶洗净，切成 0.5 厘米长的小段或者切碎后，与备好的西红柿一起放入榨汁机中，快速搅打成浆汁。再用洁净的纱布过滤，收取汁液，放入砂锅中，用文火煮沸，冷却后饮用。

【用法】每天分早、晚 2 次饮用。

【功效】清热利湿，平肝降压。适用于高血压病患者。

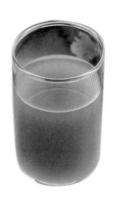

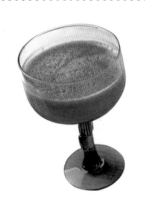

橙子菠萝汁

【原料】橙子 1 个,菠萝 100 克,西红柿半个,柠檬 10 克。蜂蜜、碎冰、糖。

【制作】橙子去皮,切小块。菠萝去皮,切薄片。西红柿洗净,切小块。柠檬去皮,切片。放橙子块、菠萝片、西红柿块、柠檬片、碎冰、糖,加水榨汁。在果汁中加蜂蜜拌匀。

【用法】每日分早、晚两次饮用。

【功效】润肠消食,健胃提神。适用于皮肤干燥、失眠多梦、高血压病患者。

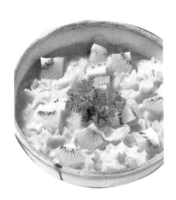

灵芝鲜桃汁

【原料】猕猴桃 100 克,银耳 10 克,鸡蛋清、灵芝各 30 克。冰糖适量。

【制作】鲜猕猴桃去皮,切丁。银耳去蒂,浸透,切碎。灵芝洗净,切片。将灵芝片放入瓦煲中,加入冰糖、清水,用小火煎出灵芝汁,放凉。将灵芝汁加入蛋清拌匀倒入瓦煲中,放入猕猴桃丁、银耳,用小火蒸至刚熟。

【用法】每日分早、晚 2 次饮用。

【功效】安神,活血。适用于血管硬化、高血压病患者。

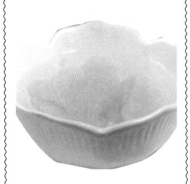

柚子蜂蜜汁

【原料】柚子 1 个,蜂蜜 50 克。冰糖 10 克,食盐适量。

【制作】将柚子洗净擦干。将皮薄薄地刮下来,切成细丝,放点食盐腌一下。将柚子的果肉剥出,用勺子捣碎。将柚子皮、果肉和冰糖放入锅中,加一碗水煮开,转为小火,不停搅拌,熬至黏稠、柚皮金黄透亮。待黏稠的柚子汤汁冷却,放入蜂蜜搅拌均匀。

【用法】每天分早、晚 2 次饮用。

【功效】理气化痰,润肺清肠。适用于高血压病患者。

鲜柠檬汁

【原料】鲜柠檬 120 克。糖适量。

【制作】将柠檬洗净，在沸水中浸渍 15 分钟。将柠檬切薄片放入经煮沸消毒过的玻璃瓶内。放一层柠檬片，铺一层糖，浸渍 1 周方可食用。

【用法】每日分早、晚两次饮用。

【功效】化痰止咳，生津健胃。适用于支气管炎、高血压病患者。

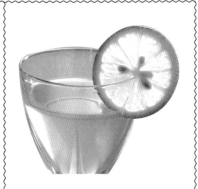

苹果枇杷汁

【原料】苹果 1 个，枇杷 5 个，胡萝卜 30 克，柠檬汁 10 毫升。带糖凉开水、冰块。

【制作】胡萝卜去皮，洗净，切小块，放入果汁机，加适量冷开水，搅拌打汁。苹果削皮，切小块。枇杷去皮，去籽，洗净，切块。苹果块、枇杷块、柠檬汁、冰块一起入胡萝卜汁中，搅拌均匀。

【用法】每日分早、晚两次饮用。

【功效】润肺，止咳，止渴。适用于贫血、便秘、高血压病患者。

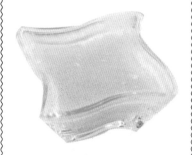

西瓜汁

【原料】西瓜 500 克。糖 100 克。

【制作】将锅、过滤罗（或纱布袋）洗净，并与刀、勺、木杵同放锅内煮沸消毒，取出罩好。把西瓜切开，用勺挖出西瓜瓤，去籽，入在过滤罗上（或纱布袋内）。用木杵将瓜瓤捣烂，滤去瓜渣和籽。锅中的西瓜汁加糖拌匀。

【用法】每日分早、晚两次饮用。

【功效】去暑解渴，开胃利便。适用于胆囊炎、高血压病患者。

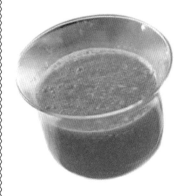

橙子胡萝卜汁

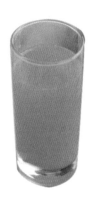

【原料】橙子 2 个，芦笋 150 克，胡萝卜 120 克，柠檬 20 克。糖、蜂蜜、碎冰。

【制作】芦笋洗净，切小块，入沸水稍灼，捞出。胡萝卜洗净，切小块，把芦笋块、胡萝卜块加水搅拌成汁。橙子、柠檬分别洗净，去皮，切小块，加糖、碎冰和菜汁榨汁。下蜂蜜拌匀。

【用法】每日分早、晚两次饮用。

【功效】健胃消食，润肠去脂。适用于肥胖症、高血压病患者。

荠菜汁

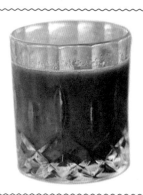

【原料】新鲜荠菜 250 克。

【制作】先将荠菜连根洗净，切碎，置于锅内，加水适量，煎煮取汁。

【用法】每日分早、晚两次饮用。

【功效】明目降压，健胃消食。适用于高血压病患者。

桃柿子汁

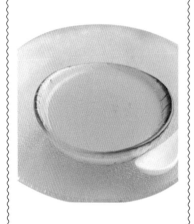

【原料】桃 200 克，柿子 150 克。碎冰、带糖凉开水。

【制作】桃子、柿子分别洗净，去核，切小块。取榨汁机，放桃子块、柿子块、带糖凉开水、碎冰。开机搅拌至均匀。

【用法】每日分早、晚两次饮用。

【功效】涩肠止血。适用于大便干结、高血压病患者。

柠檬绿茶汁

【原料】柠檬1个。绿茶粉2匙，开水1杯。

【制作】柠檬洗净，切块。取榨汁机，将柠檬块榨成柠檬汁。将鲜榨柠檬汁，与开水按1∶5的比例稀释。在柠檬汁中加入绿茶粉。

【用法】饭后饮用。

【功效】化痰止咳，生津健胃。适用于百日咳、食欲不振、高血压病患者。

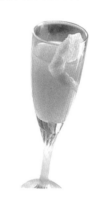

草莓柚汁

【原料】草莓150克，柚子肉50克。

【制作】草莓洗净，去蒂，切小块。柚子肉切小块。两者分别放入榨汁机中打成汁，倒出。草莓汁和柚子汁一同倒入杯中，调匀饮用。

【用法】每日分早、晚两次饮用。

【功效】扩张血管，调节血压。适用于高血压病患者。

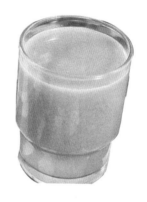

番茄橘子汁

【原料】橘子150克，番茄300克。

【制作】橘子洗净，去皮，分瓣，除子，切块。番茄洗净，去蒂，切块。将橘子和番茄分别放入榨汁机中榨汁，然后将榨好的橘子汁和番茄汁倒入大杯中，混合均匀。

【用法】每日分早、晚两次饮用。

【功效】开胃理气，止咳润肺。适用于冠心病、动脉硬化、高血压病患者。

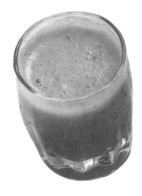

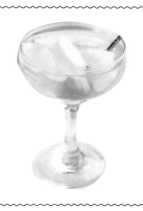

雪梨饮

【原料】雪梨 200 克。冰糖 20 克。

【制作】将雪梨去皮、核，切成薄片，装杯子。将冰糖放梨块中搅匀。待冰糖溶化。

【用法】饭后饮用。

【功效】清热止渴，生津润燥。适用于肺结核、肝硬化、高血压病患者。

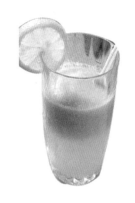

猕猴桃水梨汁

【原料】猕猴桃 2 个，水梨 1 个，柠檬 30 克。冰块适量。

【制作】猕猴桃剥去皮，切片。水梨去皮、核，切小丁。放入猕猴桃片、水梨、柠檬汁、冰块榨汁。倒入杯中，根据个人喜好加适量冰块。

【用法】每日分早、晚两次饮用。

【功效】生津润燥，清热化痰。适用于冠心病、高血压病患者。

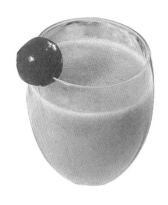

猕猴桃杏汁

【原料】猕猴桃 200 克，杏 50 克。

【制作】猕猴桃洗净，去皮，切小丁。杏洗净，去核，切小丁。猕猴桃丁和杏肉丁一同放入榨汁机中榨汁，倒入杯中饮用。

【用法】饭后饮用。

【功效】滋补强身，降低血压。适用于冠心病、动脉硬化、高血压病患者。

桃子蜂蜜汁

【原料】桃子 250 克。蜂蜜、牛奶、红糖。

【制作】桃子洗净，去皮，去核，切小块。牛奶、蜂蜜搅拌混匀。取果汁机，放入牛奶和蜂蜜一起混匀，用果汁机搅拌。加入桃子块、红糖，继续搅拌至均匀。

【用法】每日分早、晚两次饮用。

【功效】补中益气。适用于高血压病患者。

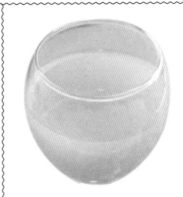

雪梨香蕉生菜汁

【原料】生菜 100 克，雪梨 1 个，香蕉 1 根，柠檬 1 个。冰糖适量。

【制作】雪梨洗净，去皮，切小块。香蕉去皮，切数段。生菜洗净，包裹香蕉。柠檬连皮对切为四份，去核。放雪梨块、生菜裹香蕉、柠檬片、冰糖榨汁。把果汁拌匀倒入杯子。

【用法】每日分早、晚两次饮用。

【功效】降低血压，安抚神经。适用于口干烦躁、冠心病、高血压病患者。

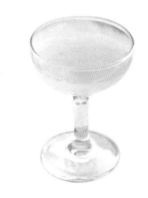

杨桃橙子汁

【原料】杨桃 50 克，橙子 100 克，苹果 50 克。

【制作】杨桃削去边，洗净，切小块。橙子去皮和子，切块。苹果洗净，去皮，去子，切小块。将上述食材倒入全自动豆浆机中，加入适量凉饮用水按下"果蔬汁"键，豆浆机提示做好后倒入杯中，放入冰箱冰镇后饮用味道更佳。

【用法】每日分早、晚两次饮用。

【功效】保护肝脏，降低血压。适用于动脉硬化、高血压病患者。

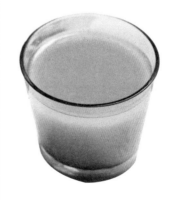

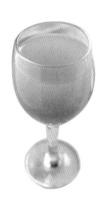

香蕉杂果汁

【原料】香蕉 1 根，苹果、橙子各 1 个。蜂蜜、碎冰。

【制作】苹果洗净，削皮，去核，切小块。香蕉剥皮，切数段。橙子去皮，去核。放苹果块、香蕉段、橙子和碎冰加水榨汁。倒入蜂蜜拌匀。

【用法】每日分早、晚两次饮用。

【功效】清热解毒，利尿消肿。适用于便秘、高血压病患者。

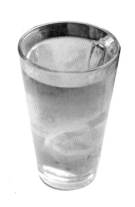

杨桃汁

【原料】熟透的杨桃 150 克，食盐适量。

【制作】杨桃洗净晾干后，削去带涩味的棱片部分，再切成星星片状。然后将食盐放入水（600 毫升）中煮沸。再放入杨桃片，煮滚即熄火。冷却后饮用。

【用法】每日分早、晚两次饮用。

【功效】保护肝脏，降低血压。适用于动脉硬化、高血压病患者。

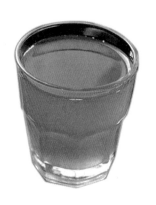

橘子山楂汁

【原料】橘子 250 克，山楂 100 克。白糖适量。

【制作】橘子去皮、核，榨汁。山楂洗净，放入锅内，加 200 毫升清水，将山楂煮烂，取汁。将山楂汁与橘汁混合，加入白糖，搅匀即可。

【用法】每日分早、晚 2 次饮用。

【功效】降血压。适用于高血压病患者。

第四节 药 茶 方

茶饮包括药茶及药饮。药茶是指用茶及药物按一定比例制成的供饮用的液体。茶方有的含有茶叶，有的不含茶叶，也有的药物是经晒干、粉碎制成的粗末制品。药饮是将药物或者食品经浸泡或压榨，煎煮，提取分离而制成的有效成分含量比较高的饮用液体。药膳茶饮不同于其他药膳食品，其基本原料是中药或者茶叶，而食品仅占很小的比例。

糙米茶

【原料】糙米 30 克，清水 250 克。

【制作】糙米洗干净晾干后，入无油锅中翻炒至黄褐色。另取煮锅，倒入水，加入炒好的糙米，盖盖，煮开关火。5 分钟后，将糙米过滤留水作茶喝。喝完第一道茶后，可将糙米再次煮开后饮用。

【用法】每天早晚各服用一次。

【功效】降低血压，稳定血糖。适用于便秘、肥胖、高血压病患者。

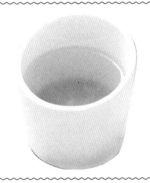

桑菊平肝汤

【原料】桑叶 10 克，菊花 10 克，夏枯草 20 克，生地 20 克，白芍 15 克，牡蛎 30 克（先煎），黄芩 10 克，钩藤 15 克，天麻 15 克，石决明 30 克（先煎），甘草 6 克。

【制作】上述诸药一起水煎，取汁。

【用法】每日 1 剂，每天早晚各服用一次。

【功效】疏散风热，清肺润燥，平肝熄风。适用于高血压病引起的头痛、眩晕病患者。

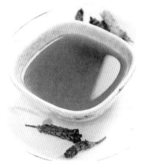

丹参昆布饮

【原料】丹参、昆布、地骨皮、海藻、槐花、豨莶草各 30 克，川芎 20 克，丹皮、桑寄生、大蓟、茜草、牛膝各 15 克，莲子心、荷叶各 10 克。

【制作】上述诸药一起水煎，取汁。

【用法】每日 1 剂，分 2 次服用。

【功效】扩张外周血管，平稳降血压。适用于高血压病患者。

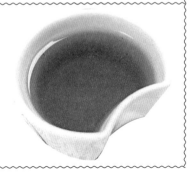

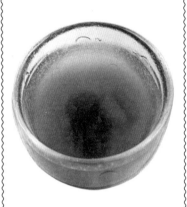

山楂乌梅茶

【原料】鲜山楂 30 克，乌梅 15 克。冰糖 15 克。

【制作】山楂用清水浸泡 5 分钟，洗净，去蒂，切开，除子。砂锅置火上，放入山楂、乌梅和适量清水，大火烧开后转小火煮 30 分钟，加冰糖煮至化开，去渣取汁饮用。

【用法】每日 1 剂，每日早晚各服用 1 次。

【功效】清热生津，降压安眠。适用于头晕、失眠、高血压病患者。

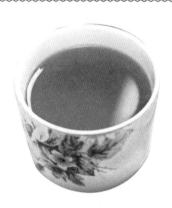

龙胆菊槐茶

【原料】龙胆草 10 克，菊花、槐花、绿茶各 6 克。

【制作】将龙胆草、菊花、槐花、绿茶一同研成粗末，放进瓷器中贮存。每天取 30 克，放入保温瓶中，冲入 500 毫升开水，闷泡 30 分钟后去沉渣服用。

【用法】每天分 3 次服完。

【功效】清肝泻火。适用于面部烘热的高血压病患者。

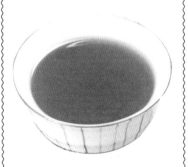

夏菊苦丁汤

【原料】夏枯草 30 克，野菊花 15 克，苦丁茶 10 克。

【制作】上述诸药一起水煎，取汁。

【用法】每日 1 剂，分 2 次服用。

【功效】清热解毒，平肝明目。适用于高血压病患者。

荷叶竹叶茶

【原料】鲜荷叶半张，鲜竹叶 50 克。

【制作】将鲜荷叶洗净后切成细丝，与鲜竹叶同入砂锅中，加水 1000 毫升，用中火煎煮成浓汁 500 毫升。

【用法】代茶频频凉服，每日 1 剂。

【功效】清肝解暑，止渴止血。适用于夏季各类高血压病患者。

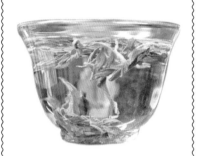

荠菜茶

【原料】干荠菜 15 克或者鲜荠菜 30 克。

【制作】将荠菜保留根、茎，洗净后晒干，切碎备用。每次取干品 7 克或鲜品 15 克，放入茶杯中用沸水冲泡，加盖，焖 15 分钟后饮用。

【用法】每日 1 剂，代茶频饮。

【功效】清肝降压，补脾益心。适用于各类高血压病患者。

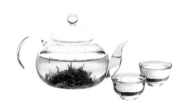

决明子茶

【原料】决明子 30 克，绿茶 2 克。

【制作】将决明子放入砂锅中，用小火炒至微黄（勿焦），与绿茶同入杯中，用沸水冲泡，加盖闷 10~15 分钟。

【用法】频频饮用，一般可冲泡 3~5 次，每日 1 剂。

【功效】清肝明目，降脂通便。适用于肝火亢盛型高血压病、高脂血症，对合并大便干结者尤为适宜。

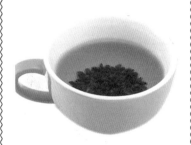

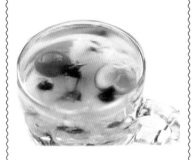

菊花山楂茶

【原料】生山楂 30 克，白菊花 15 克，茉莉花茶 10 克。

【制作】将上述 3 味用沸水冲泡。

【用法】每日 1 剂，代茶常饮。

【功效】清热、降脂、化痰、健胃消食。适用于高血压病、冠心病及高脂血症。

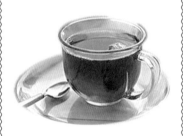

降压减肥茶

【原料】绿茶 15 克，山楂 50 克，陈皮 20 克，茯苓 30 克，泽泻 30 克，小蓟 50 克，车前子 30 克，莱菔子 30 克，决明子 30 克，藿香 30 克，苍术 30 克，荷叶 50 克。

【制作】将以上 12 味共研粗末，加入六神曲 100 克作为黏合剂，研成粉状，加入药粉中，搅拌成颗粒状，用手捏成团，以触之能散为度，用 2.5 厘米×2.5 厘米的塑料盒制成小方块，低温干燥，使含水量减至 3%以下。

【用法】每次取 1 块放入茶杯中，用沸水冲泡，代茶频频饮用，每日 1 块。

【功效】降压降脂，化痰利尿。适用于高血压病、高脂血症、肥胖病患者。

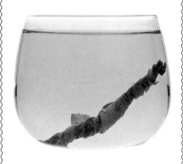

苦丁茶

【原料】苦丁茶 6 克，菊花 6 克，桑叶 6 克，白茅根 6 克，钩藤 6 克。

【制作】将上述诸药洗净，除去杂质，晒干，研成粗末，用纱布包好备用。再将纱布袋放入茶杯中，用沸水冲泡后加盖闷半小时饮用。

【用法】每日 1 剂，代茶饮用。

【功效】清热平肝。适用于高血压病患者。

地龙牛膝汤

【原料】地骨皮 15 克，菊花 20 克，夏枯草 30 克，玉米须 30 克。

【制作】上述诸药一起水煎，取汁。

【用法】每日 1 剂，分 2 次服用。

【功效】利水通淋，引血下行。适用于左心室肥厚的高血压病患者。

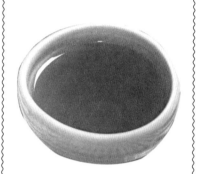

钩藤蔓荆汤

【原料】钩藤 20 克（后下），蔓荆子、菊花各 15 克，薄荷（后下）、川芎各 10 克。

【制作】蔓荆子、菊花、川芎先下水煎，钩藤、薄荷后下水煎，取汁。

【用法】每日 1 剂，分 2 次服用。

【功效】清热平肝，熄风定惊。适用于高血压病患者。

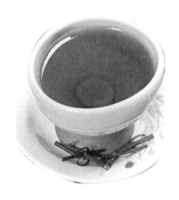

清肝汤

【原料】丹皮 15 克，柴胡 15 克，芍药 15 克，川芎 12 克，当归 12 克，栀子 12 克。

【制作】用 1000 毫升清水煎煮，取汁 300 毫升。

【用法】每日 1 剂，分早晚 2 次空腹服用。

【功效】扩张血管，清肝息风，降低血压。适用于头痛、头胀，高血压病患者。

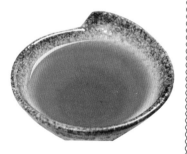

丹参蒺藜汤

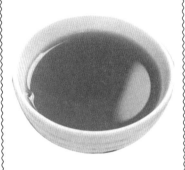

【原料】紫丹参 30 克，刺蒺藜 15 克，夏枯草 30 克，代赭石 30 克，丹皮 15 克，怀牛膝 15 克，钩藤 15 克

【制作】代赭石 30 克先水煎，再放入除钩藤以外的药材，最后下钩藤，取汁。

【用法】每日 1 剂，分 2 次服用。

【功效】活血，降压。适用于缓解肝肾不足引起的头晕眼花、腰膝疼痛、高血压病患者。

车前芹枣汤

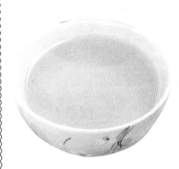

【原料】鲜车前草、鲜旱芹菜各 200 克，红枣 10~20 粒。

【制作】上述诸药一起水煎，取汁。

【用法】每日 1 剂，分 2~3 次服用。

【功效】清热利尿，辅助降血压。适用于高血压病患者。

绿豆猪胆汤

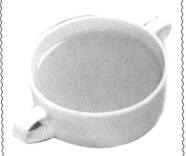

【原料】绿豆粉 100 克，猪苦胆 200 克。

【制作】将绿豆粉装入猪苦胆内，晒干，研成细末。

【用法】每次用水冲服 10 克，日服 2 次。

【功效】清热降压。适用于高血压病患者。

龙胆赤芍饮

【原料】龙胆草9克，赤芍15克，天麻9克，钩藤15克，菊花9克，夏枯草15克，川断9克，青葙子15克，珍珠母30克，苦丁茶9克。

【制作】上述诸药一起水煎，取汁。

【用法】每日1剂，分3次服用。

【功效】扩张血管，改善微循环，降低血脂。适用于高血压病患者。

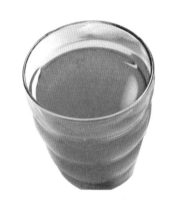

方萝芙木根饮

【原料】萝芙木根40克（切片），方萝芙木草50克，冰片0.3克。

【制作】上述诸药一起水煎，取汁。

【用法】每天煎汤1碗，分2次服用。

【功效】清风热，降肝火，消肿毒。适用于高血压病患者。

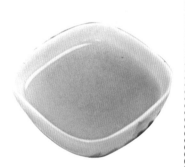

红龙夏海汤

【原料】红牛膝12克，地龙12克，夏枯草30克，海藻30克。

【制作】上述诸药一起水煎，取汁。

【用法】每日1剂，分2次服。

【功效】平肝潜阳。适用于高血压病患者。

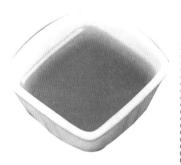

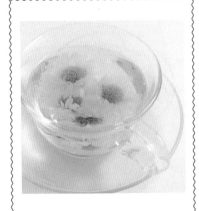

白菊花茶

【原料】白菊花 10 克。

【制作】将白菊花放入杯中，用沸水冲泡，加盖闷10 分钟。

【用法】当茶频频饮用，一般冲泡 3~5 次，每日1 剂。

【功效】清肝热，平肝阳，明目。适用于早期高血压病患者。

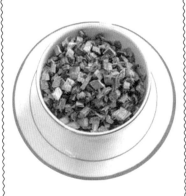

葛根茶

【原料】葛根 500 克。

【制作】春秋两季采挖，切片，晒干或制干，研成粗末，分装于滤纸袋中，每袋重 20 克。将葛根滤纸袋放入茶杯中，用沸水冲泡，加盖闷 10 分钟。

【用法】当茶频频饮用，一般可冲泡 3~5 次。

【功效】降血压，解痉。适用于各种类型高血压病患者，对高血压病伴有头痛、颈项强痛患者尤为适宜。

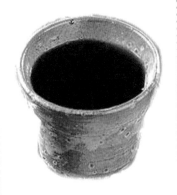

陈皮山楂乌龙茶

【原料】陈皮 10 克，山楂 10 克，乌龙茶 5 克。

【制作】将陈皮、山楂放入砂锅，加水适量，煎煮30 分钟，去渣取汁，冲泡乌龙茶，加盖闷 10 分钟。

【用法】频频饮用，每日 1 剂。

【功效】化痰降脂，降压减肥。适用于痰湿内蕴型高血压病患者，对高血压病合并高脂血症、肥胖病患者尤为适宜。

苦瓜茶

【原料】苦瓜 1 个（约 100 克），绿茶 2 克。

【制作】将苦瓜洗净，切片，晒干，与绿茶同入砂锅中，加水 500 毫升，煎取浓汁约 250 毫升。

【用法】代茶频频饮用，每日 1 剂。

【功效】清肝解暑，止渴除烦。适用于高血压病患者，对夏令高血压病患者、烦躁口苦患者尤为适宜。

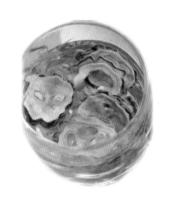

灵芝茶

【原料】灵芝 10 克。

【制作】先将灵芝 10 克洗净，切成薄片，放入茶杯中，用沸水冲泡，加盖，焖 15 分钟。

【用法】代茶饮用。

【功效】补中益气，安神降压。适用于高血压病患者。

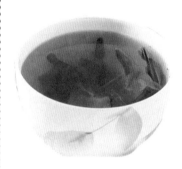

三子茶

【原料】青箱子 5 克，茺蔚子 5 克，牛蒡子 10 克。

【制作】将以上 3 味同入杯中，用沸水冲泡，加盖闷 15 分钟。

【用法】代茶频频饮用，一般冲泡 3~5 次。

【功效】清肝火，明目。适用于早期高血压病患者。

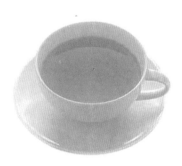

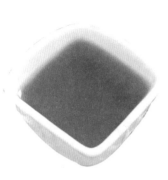

玄参麦冬汤

【原料】玄参 12 克，麦冬 9 克，茯苓 9 克，牛膝 9 克，钩藤 9 克，菊花 9 克，代赭石 15 克，牡蛎 15 克，龙骨 15 克，蝉蜕 6 克，炙远志 6 克。

【制作】代赭石、牡蛎、龙骨先水煎，再放入其余药材水煎，取汁。

【用法】每日 1 剂。

【功效】清肝解郁，平肝降压。适用于高血压病患者。

天麻茯神饮

【原料】天麻 6 克，茯神 9 克，钩藤 9 克，益母草 9 克，白芍 9 克，牛膝 12 克，杜仲 12 克，菊花 12 克，夜交藤 12 克，石决明 20 克，黄芩 6 克。

【制作】用 1000 毫升水先煎煮石决明约 20 分钟，再煎煮其他药，最后煎煮钩藤 5 分钟，取汁 400 毫升。

【用法】每日 1 剂，分早晚 2 次空腹服用。

【功效】平抑肝阳，滋阴潜阳。适用于高血压病患者。

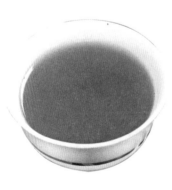

知母黄柏汤

【原料】知母 10 克，黄柏 10 克，生石决明 30 克（先煎），代赭石 20 克，钩藤 12 克，菊花 10 克，龙胆草 10 克，旋覆花 10 克，白蒺藜 10 克，牛膝 10 克。

【制作】生石决明、代赭石先水煎，旋覆花 10 克包煎，放入其余药材水煎，取汁。

【用法】每日 1 剂，分 2 次服用。

【功效】滋阴降火，润燥滑肠。适用于高血压病患者。

玉米须茶

【原料】玉米须 50 克（鲜品 100 克）。

【制作】将玉米须洗净，入砂锅加水 500 毫升，用小火浓煎成 250 毫升。

【用法】代茶频频饮用，每日 1 剂。

【功效】清热利水，降血压。适用于各类高血压病患者，对合并水肿、小便不畅的高血压病患者尤为适宜。

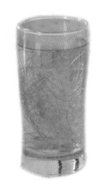

三花茶

【原料】槐花 10 克，菊花 5 克，茉莉花 1 克。

【制作】将以上 3 花同入杯中，用沸水冲泡，加盖闷 10 分钟。

【用法】代茶频频饮用，一般冲泡 3~5 次，每日 1 剂。

【功效】平肝降压，软化血管。适用于各类高血压病，对伴有动脉粥样硬化者尤为适宜。

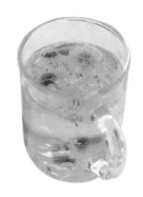

桑葚杜仲茶

【原料】桑葚子 30 克，杜仲 20 克。

【制作】将以上 2 味同入砂锅中，加水适量，煎煮成浓汁。

【用法】代茶频频饮用，每日 1 剂。

【功效】滋补肝肾，养血降压。适用于高血压病患者。

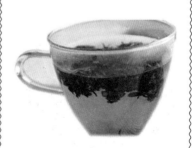

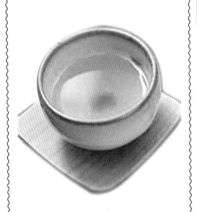

山楂叶绿茶

【原料】山楂叶 15 克，绿茶 3 克。

【制作】先将山楂叶洗净，晒干或烘干，研成粗末，装入洁净的绵纸袋，封口挂线，与绿茶一起放入大茶杯中，用沸水冲泡，加盖，焖 10 分钟饮用。

【用法】每日 1 剂，分 3~5 次饮用。

【功效】清热解毒，祛瘀降压。适用于高血压病患者。

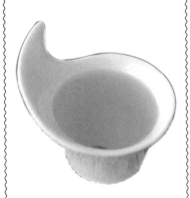

柿叶山楂茶

【原料】干柿树叶 15 克，生山楂 30 克，绿茶 3 克。

【制作】先将柿树叶晒干，研成粗末，与山楂、绿茶一起放入带盖的茶杯中，用沸水冲泡后，加盖，焖 15 分钟。

【用法】当茶频饮，一般可冲泡 3~5 次。

【功效】清热散瘀，降脂降压。适用于高血压病患者。

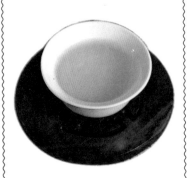

梧桐叶茶

【原料】梧桐嫩叶 50 克。

【制作】将梧桐嫩叶洗净，晒干，切丝，入砂锅，加水适量，煎取浓汁。

【用法】代茶频频饮用，每日 1 剂。

【功效】平肝降压。适用于高血压病患者。

四草芍汤

【原料】夏枯草 12 克，益母草 9 克，龙胆草 6 克，甘草 6 克，芍药 9 克。

【制作】上述诸药一起水煎，取汁。

【用法】每日 1 剂，分 2 次服用。

【功效】清肝热，散郁结，降血压。适用于高血压病患者。

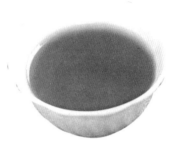

海带决明汤

【原料】湿海带 200 克，草决明 30 克。

【制作】用 400 毫升水煎煮，煎成 200 毫升。

【用法】每日 1 剂，分早晚 2 次空腹服用。

【功效】降压降脂，清肝明目，通便。适用于高血压病患者。

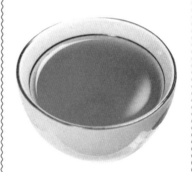

猪笼草钩藤汤

【原料】猪笼草 60 克，钩藤 15 克，土牛膝 15 克，糯稻根 15 克。

【制作】用 1000 毫升水，先煎猪笼草、糯稻根、土牛膝等药，后煎钩藤 10 分钟，煎成 300 毫升。

【用法】每日 1 剂，分早晚 2 次空腹服用。

【功效】平肝息风，清热活血，补益肝肾。适用于高血压病患者。

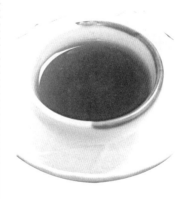

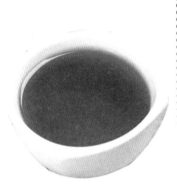

珍珠母地龙汤

【原料】玉米须、荷叶、珍珠母各 30 克，地龙 21 克，云苓、钩藤各 15 克，泽泻、菊花各 12 克，白术、天麻各 9 克，甘草 3 克。

【制作】上述诸药一起水煎，取汁。

【用法】每日 1 剂，分 2 次服用。

【功效】降低血压，利尿消肿。适用于高血压病患者。

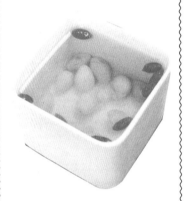

白果枸杞降压饮

【原料】白果 7 粒，枸杞子 18 克。

【制作】上述诸药一起水煎，小火煮 20 分钟左右，取汁。

【用法】每日临睡前服下。

【功效】补肾养肝，降虚火。适用于高血压病患者。

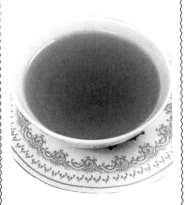

益母根菊耳汤

【原料】白花益母草、白茅根、浆草各 30 克，野菊花 15 克，苍耳子 5 克。

【制作】上述诸药一起水煎，取汁。

【用法】每日 1 剂。

【功效】清热化痰，祛风除湿。适用于高血压病患者。

杜仲磁石汤

【原料】杜仲 12 克，磁石 15 克，海蛤壳 30 克，桑寄生 30 克，龙骨 12 克，何首乌 6 克，牡蛎 15 克，菊花 10 克，白蒺藜 10 克。

【制作】牡蛎、磁石先水煎，后放入其余药材水煎，取汁。

【用法】每日 1 剂，分 2 次服用。

【功效】平肝潜阳，降低血压。适用于高血压病患者。

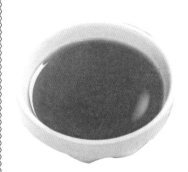

首乌寄生汤

【原料】玄参、桑寄生、牛膝、枸杞、杜仲、车前子各 10 克，丹参 15 克、何首乌 5 克，钩藤、石决明各 12 克。

【制作】石决明先水煎，后放入除钩藤外其余药材水煎，其中车前子包煎，最后下钩藤水煎，取汁。

【用法】每日 1 剂，分 2 次服用。

【功效】养护肝脏，镇静降压。适用于高血压病患者。

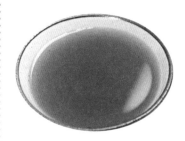

决明枯草饮

【原料】生石决明 30 克，夏枯草 15 克，生地、白蒺藜、钩藤各 12 克，冬桑叶、杭菊花、白芍、姜黄各 9 克，丹参 6 克。

【制作】生石决明先水煎，后放入除钩藤外其余药材水煎，最后放钩藤水煎，取汁。

【用法】每日 1 剂，水煎分 3 次服。

【功效】清肝泻火，明目。适用于高血压病患者。

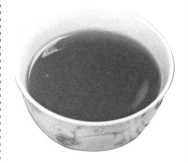

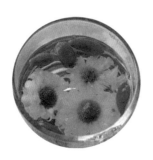

杞菊茶

【原料】枸杞子 20 克，菊花 6 克，决明子 30 克。

【制作】将以上 3 味同入杯中，用沸水冲泡，加盖闷 15 分钟。

【用法】代茶频频饮用，一般冲泡 3～5 次，每日 1 剂。

【功效】滋补肝肾，平肝明目。适用于高血压病患者。

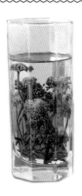

三七花茶

【原料】三七花 30 克，茉莉花茶 10 克。

【制作】将三七花先切碎，然后与茉莉花茶混匀装瓶备用。

【用法】每日 2～4 次，每次 3 克，沸水冲泡饮之。

【功效】降压利咽，清热平肝。适用于高血压病、头晕目眩，急性咽喉炎等。

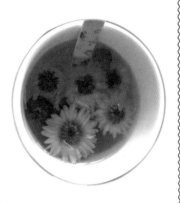

山楂二花茶

【原料】生山楂 30 克，银花 20 克，白菊花 15 克，茉莉花茶 10 克。

【制作】将上述 4 味放入茶杯中，用沸水冲泡后，加盖闷 15～30 分钟。

【用法】代茶频饮。

【功效】健脾、降脂、清热、降压。适用于高血压病、高脂血症、肥胖症。

柿叶茶

【原料】干柿叶 10 克（鲜品用 20 克），蜂蜜 5 克。

【制作】每年 7～9 月收集柿叶，晒干研成粗末。将柿叶末放入杯中，用沸水冲泡，加盖闷 10 分钟。

【用法】把柿叶茶倒入另一杯中，加蜂蜜少许，搅匀后当茶频频饮用，一般冲泡 3 次，每日 1 剂。

【功效】平肝凉血，清火降压。适用于高血压病患者。

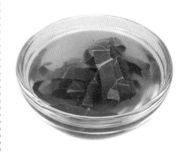

小蓟饮

【原料】新鲜小蓟草 30 克。

【制作】取新鲜小蓟草洗净、晒干，备用。每天 30 克，揉碎后放入茶杯中用沸水冲泡。

【用法】每日 1 剂，不拘时，代茶频饮。

【功效】凉血，止血，降压。适用于高血压病患者。

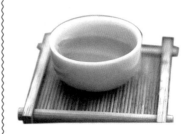

紫菜决明子茶

【原料】紫菜 15 克，决明子 30 克。

【制作】先将紫菜拣杂，晒干或烘干，研成极细末，备用。再将决明子洗净后放入砂锅，加水 2500 毫升，大火煮沸后，调入紫菜细末，改用文火煨煮 15 分钟。

【用法】每日 1 剂，早、晚两次饮用。

【功效】清热解毒，利尿降压。适用于高血压病患者。

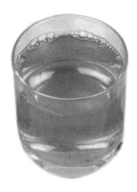

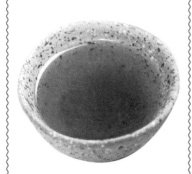

莲葚龟板汤

【原料】莲须 12 克，桑葚子 12 克，龟板（或鳖甲）25 克，生牡蛎 25 克，山药 15 克，地龙 10 克，钩藤 10 克，旱莲草 10 克，女贞子 12 克，牛膝 15 克。

【制作】龟板、生牡蛎先水煎，后放入其余药材水煎，取汁。

【用法】每日 1 剂，分 2 次服用。

【功效】滋阴潜阳。适用于高血压病患者。

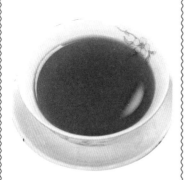

钩藤天麻饮

【原料】生石决明 30 克，夜交藤 20 克，钩藤、生白芍、桑寄生、杜仲、生地各 15 克，天麻、黄芩、川牛膝各 10 克。

【制作】生石决明先水煎，后放入除钩藤外其余药材水煎，最后下钩藤水煎，取汁。

【用法】每日 1 剂，分 2 次服用。

【功效】滋养肝肾，平抑肝阳。适用于高血压病患者。

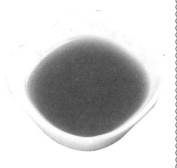

八味降压汤

【原料】夏枯草 30 克，紫丹参 30 克，代赭石 30 克，怀牛膝 15 克，丹皮 15 克，刺蒺藜 15 克，钩藤 15 克，赤芍 10 克。

【制作】代赭石先水煎，后放入除钩藤外其余药材水煎，最后放钩藤，取汁。

【用法】每日 1 剂，日服 2 次。

【功效】化痰，活血，清热。适用于高血压病患者。

黄芩甘草汤

【原料】黄芩 3 克，甘草 2 克，黄连 3 克，葛根 16 克。

【制作】上述诸药一起水煎，取汁 400 毫升。

【用法】每日 1 剂，分若干次服用。

【功效】扩张血管，平稳降血压。适用于高血压病患者。

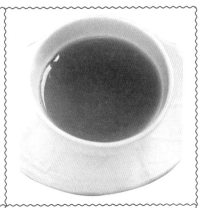

肝肾双补汤

【原料】生龙骨 30 克，磁石 30 克，桑寄生 30 克，玉米须 30 克，何首乌 6 克，淫羊藿 9 克，川芎 9 克，杜仲 9 克。

【制作】生龙骨、磁石先水煎，后放入其余药材水煎，取汁 400 毫升。

【用法】每日 1 剂，日服 2 次。

【功效】滋补肝肾，平肝潜阳。适用于高血压病患者。

决九味汤

【原料】代赭石 30 克，草决明 24 克，黄芪 30 克，党参 15 克，茯苓 15 克，法半夏 12 克，白术 9 克，陈皮 6 克，甘草 2 克。

【制作】代赭石先水煎，后放入其余药材水煎，取汁。

【用法】每日 1 剂，日服 2 次。

【功效】益气化痰。适用于高血压病患者。

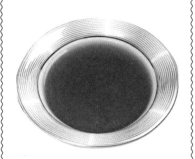

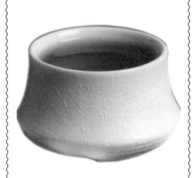

夏菊芩茶

【原料】夏枯草 15 克，白菊花 12 克，黄芩 9 克，绿茶 3 克。

【制作】先将夏枯草、白菊花、绿茶与切成片的黄芩一起放入一个带盖的茶杯中，用沸水冲泡，加盖，焖 15 分钟后。

【用法】每日 1 剂，代茶频饮，一般可冲泡 3 ~ 5 次。

【功效】清肝泻火，降压明目。适用于高血压病患者。

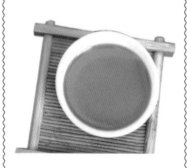

天麻钩藤蜂蜜饮

【原料】天麻 20 克，钩藤 30 克，蜂蜜 20 克。

【制作】将钩藤洗净，切段备用。天麻洗净，切片后放入砂锅，加水适量先煎煮 20 分钟，再加入钩藤段，继续用小火煎煮 10 分钟，去渣，取汁，趁热兑入蜂蜜，拌匀。

【用法】每日 1 剂，早晚 2 次分服。

【功效】清热平肝，熄风止痉，降血压。适用于高血压病患者。

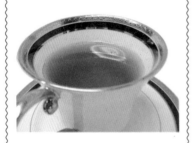

首乌丹参饮

【原料】何首乌 6 克，丹参 30 克，蜂蜜 15 克。

【制作】先将何首乌、丹参洗净，一起放入砂锅中，加水适量，煎煮 2 次，每次 30 分钟，去渣取汁，待药汁转温后调入蜂蜜。

【用法】上、下午分别饮用。

【功效】滋补肝肾，活血降压。适用于高血压病患者。

桑叶菊花茶

【原料】桑叶 6 克，野菊花 5 克。

【制作】将桑叶研成粗末，与野菊花同入杯中，用沸水冲泡，加盖闷 15 分钟。

【用法】代茶频频饮用，一般冲泡 3~5 次。

【功效】平肝明目，清肝泻火。适用于高血压病患者。

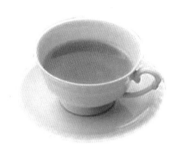

龙胆草茶

【原料】龙胆草 10 克，绿茶 3 克。

【制作】将龙胆草 10 克，绿茶 3 克一起放入茶杯中，用沸水冲泡后，加盖焖 15 分钟。

【用法】代茶饮用。

【功效】清热泻火，平肝降压。适用于高血压病伴有口苦、尿黄。

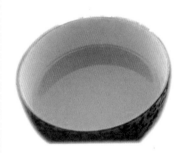

菊楂决明茶

【原料】白菊花 10 克，草决明 15 克，生山楂片 18 克。

【制作】将以上 3 味放入保温杯中，用沸水冲泡，焖 15 分钟。

【用法】代茶饮用，每日数次。

【功效】疏风解毒，清肝、明目、降压。适用于高血压病、冠心病患者。

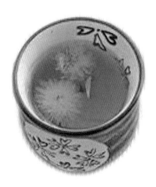

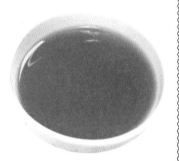

泽泻细辛汤

【原料】泽泻9克，细辛2克，白芷9克，川芎9克，半夏9克，秦艽9克，钩藤9克，刺蒺藜9克，石决明9克，五味子9克，枣仁2克。

【制作】石决明先水煎，后放入其余药材水煎，取汁400毫升。

【用法】每日1剂，分3次服用。

【功效】降脂降压。适用于高血压引起脑出血、脑血栓、脑栓塞、多发性神经炎、慢性蛛网膜炎患者。

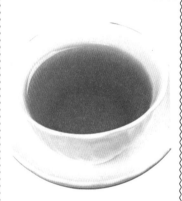

地黄石斛饮

【原料】地黄15克，石斛15克，山萸肉15克，巴戟天15克，肉苁蓉15克，石菖蒲15克，麦冬15克，炙远志12克，薄荷10克，大枣5枚，干姜3片。

【制作】用1500毫升水先煎煮地黄等药，最后煎煮薄荷5分钟，取汁450毫升。

【用法】每日1剂，分早晚2次服用。

【功效】滋阴温阳补肾。适用于高血压病患者。

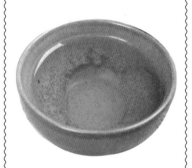

龙杜真武汤

【原料】生龙骨12克，生牡蛎12克，茯苓9克，白芍6克，白术6克，附片6克，干姜5克。

【制作】生龙骨、生牡蛎、附片先水煎，后放入其余药材水煎，取汁。

【用法】每日1剂，日服2次。

【功效】温阳利水，健脾化痰。适用于高血压病患者。

茯苓龙骨汤

【原料】茯苓 3 克，龙骨 2.5 克，半夏 4 克，柴胡 5 克，黄芩 3 克，桂枝 3 克，人参 2.5 克，大枣 2.5 克，牡蛎 2.5 克，大黄 1 克，干姜 1 克。

【制作】上述诸药一起水煎，取汁 400 毫升。

【用法】每日 1 剂，分若干次服用。

【功效】健脾渗湿，宁心安神。适用于高血压病患者。

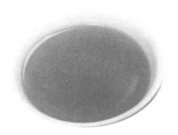

龙杜牛膝汤

【原料】龙骨、牡蛎各 18 克，牛膝 15 克，生地黄 15 克，女贞子 15 克，钩藤 15 克，白芍 15 克，菊花 15 克，石决明 15 克，旱莲草 12 克，枸杞子 18 克，龟板 20 克（醋制）。

【制作】用 1500 毫升水先煎煮龙骨、牡蛎、石决明 10 分钟，再煎煮牛膝等药，煎成约 450 毫升药汁。

【用法】每日 1 剂，分早晚 2 次空腹服用。

【功效】滋阴潜阳，辅助降压。适用于头晕目眩、头面燥热、高血压病患者。

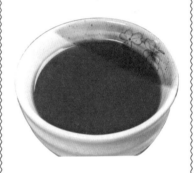

竹茹茯苓汤

【原料】竹茹、茯苓、陈皮各 12 克，枳实、黄连、半夏各 10 克，灯芯、甘草各 6 克。

【制作】用 1000 毫升水煎煮，煎成 400 毫升。

【用法】每日 1 剂，分早晚 2 次空腹服用。

【功效】祛痰化浊，利脑清胆。适用于高血压病患者。

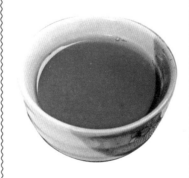

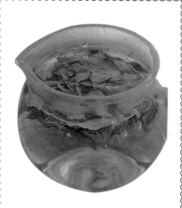

罗布麻叶茶

【原料】干罗布麻叶 15 克。

【制作】将罗布麻叶放入杯中，用沸水冲泡，加盖闷 15 分钟。

【用法】当茶频频饮用，一般可冲泡 3~5 次，每日 1 剂。

【功效】平肝清火，强心利尿。适用于早期高血压病患者。

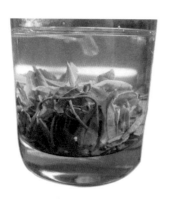

莲心松萝茶

【原料】莲子心 5 克，松萝茶 3 克。

【制作】将莲子心晒干，与松萝茶同入杯中，用沸水冲泡，加盖闷 10 分钟。

【用法】频频饮用，一般冲泡 3~5 次，每日 1 剂。

【功效】清火宁心，平肝降压。适用于肝火亢盛型高血压病，对合并心火炽盛、头昏心悸、失眠多梦者尤为适宜。

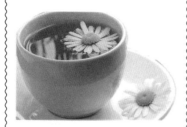

菊明降压茶

【原料】白菊花 12 克，草决明 15 克，罗布麻叶 10 克。

【制作】将上述 3 味放入杯中，沸水冲泡 15 分钟后饮用。

【用法】每日 1 剂，趁温饮服。

【功效】清肝降压，润肠通便。适用于高血压病、习惯性便秘。

二至蜂蜜饮

【原料】女贞子 50 克, 旱莲草 50 克, 蜂蜜 50 克。

【制作】将女贞子、旱莲草洗净, 切碎入砂锅, 加水用小火浓煎 2 次, 每次 30 分钟, 合并 2 次滤汁, 用小火浓缩至 200 毫升, 兑入蜂蜜。

【用法】每日 1 剂, 早晚 2 次分服。

【功效】补益肝肾, 滋阴降压。适用于高血压病患者。

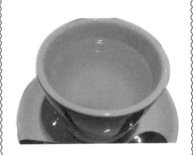

蚕豆花茶

【原料】蚕豆花 20 克（鲜花用 40 克）。

【制作】将蚕豆花放入杯中, 用沸水冲泡, 加盖闷 15 分钟。

【用法】代茶频频饮用, 一般冲泡 3~5 次。

【功效】平肝降压, 清热凉血。适用于各类高血压病, 对出现头痛面红、目赤及合并眼底出血的高血压病患者尤为适宜。

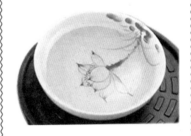

槐菊茶

【原料】槐花、菊花各 10 克, 绿茶 3 克。

【制作】将上述 3 味药材放入瓷杯中, 用沸水冲泡, 盖上盖浸泡 15 分钟。

【用法】每日 1 剂, 不拘时频饮。

【功效】平肝熄风, 清火降压。适用于高血压病、头痛、眩晕等。

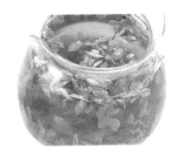

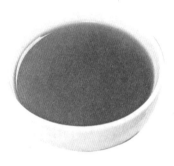

当归厚朴汤

【原料】当归 3 克，厚朴 2 克，熟地 3 克，大黄 3 克，生地 3 克，桃仁 2 克，麻子仁 2 克，杏仁 2 克，黄芩 2 克，枳壳 1 克，甘草 1.5 克。

【制作】上述诸药一起水煎，取汁 400 毫升。

【用法】每日 1 剂，分若干次服用。

【功效】调理机能，增强免疫。适用于高血压病患者。

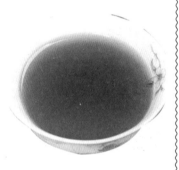

茯苓泽泻汤

【原料】茯苓 15 克，泽泻 10 克，山萸肉 15 克，丹皮 15 克，菊花 15 克，枸杞子 15 克，山药 18 克，熟地 18 克。

【制作】以上药材用 1000 毫升水煎煮，煎成 400 毫升药汁。

【用法】每日 1 剂，分早晚 2 次空腹服用。

【功效】滋阴潜阳，活血利尿。适用于高血压病患者。

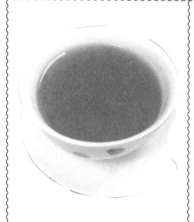

钩藤半夏汤

【原料】钩藤 15 克，半夏 10 克，茯苓 10 克，泽泻 10 克，白术 10 克，天麻 6 克，陈皮 6 克。

【制作】用 1000 毫升水先煎煮半夏等药，最后加钩藤再煎煮 10 分钟，煎成 450 毫升。

【用法】每日 1 剂。分早晚 2 次空腹服用。

【功效】燥湿化痰，平肝息风。适用于高血压病患者。

丹石降压汤

【原料】丹参 30 克，石决明 30 克，夏枯草 30 克，刺蒺藜 30 克，车前子 45 克，桑寄生 12 克，杜仲 12 克。

【制作】石决明先水煎、车前子包煎，后放入其余药材水煎，取汁 400 毫升。

【用法】每日 1 剂，分若干次服用。

【功效】平肝潜阳，清热明目。适用于高血压病患者。

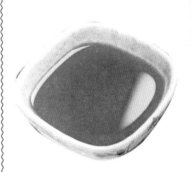

生地天麻汤

【原料】生地 18 克，天麻 15 克，菊花 15 克，白蒺藜 15 克，钩藤 15 克，丹皮 12 克，赤白芍 12 克，桑葚子 18 克，夜交藤 20 克。

【制作】用 1000 毫升水先煎煮生地等药，煎煮至约最后 10 分钟时再下钩藤，煎成 400 毫升。

【用法】每日 1 剂，分早晚 2 次空腹服用。

【功效】清肝，平肝潜阳，镇痉熄风。适用于高血压病患者。

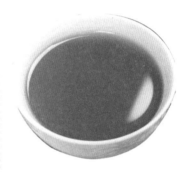

化痰息风汤

【原料】茯苓 12 克，枣仁 12 克，黄连 10 克，胆南星 10 克，石菖蒲 10 克，橘红 10 克，半夏 10 克，枳实 10 克，竹茹 10 克，甘草 6 克，郁金 6 克，生姜 3 片。

【制作】用 1000 毫升水煎煮，煎成 400 毫升。

【用法】每日 1 剂。分早晚 2 次空腹服用。

【功效】健脾除湿，化痰息风。适用于高血压病患者。

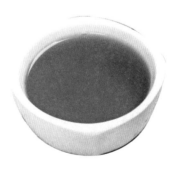

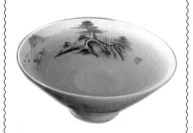

决明罗布麻茶

【原料】炒决明子 15 克，罗布麻 10 克。

【制作】将上述 2 味中药以沸水浸泡 15 分钟。

【用法】每天 1 剂，不拘时代茶频饮。

【功效】清热平肝，降压、降脂和改善头晕。适用于高血压患者，症见头晕目眩。

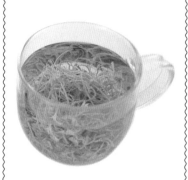

绞股蓝降脂降压茶

【原料】绞股蓝茎叶 12 克。

【制作】将绞股蓝茎叶择去杂质，晒干或烘干后贮藏备用。每次取 12 克，放入茶杯中，用沸水冲泡，加盖闷 15 分钟后饮用。

【用法】每日 1 剂，冲泡 3~5 次，代茶饮服。

【功效】降血脂、降血压。适用于高血压病合并高脂血症。

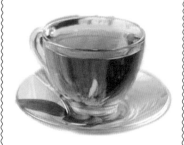

龙胆草甜茶

【原料】龙胆草 2 克，蜂蜜 20 克。

【制作】将龙胆草放入杯中，用沸水冲泡 2 次，取浸出液后兑入蜂蜜，放凉后备用。

【用法】每日 1 剂，分 3 次饮用。

【功效】清肝泻火。适用于高血压病，对头痛目赤、面部烘热的高血压病患者尤为适宜。

三宝茶

【原料】菊花、罗汉果、普洱茶各等份（或各 6 克）。

【制作】将上 3 味中药共同研为粗末，用纱布袋（最好是滤泡纸袋）分装，每袋 20 克。

【用法】每次 1 袋，用沸水冲泡，不拘时频频饮用。

【功效】降压、消脂、减肥。适用于高血压病、高脂血症所伴发的头痛、头晕等病症。

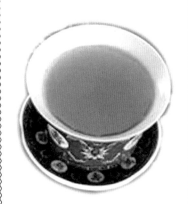

夏枯草降压茶

【原料】夏枯草 15 克，车前草 12 克，茉莉花茶 6 克。

【制作】将上述 3 味中药放入茶壶中，用沸水冲泡。

【用法】代茶饮用，每日 1 剂，随时饮服。

【功效】清热利水，降低血压。适用于高血压病，症见头晕目眩、头痛、头晕等病症。

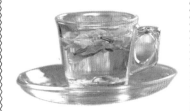

桑菊银楂茶

【原料】桑叶 15 克，白菊花 12 克，金银花 15 克，生山楂 30 克，绿茶 3 克。

【制作】将以上 5 味中药一起放入带盖的大茶杯中，用沸水冲泡，加盖闷 15 分钟。

【用法】每日 1 剂，代茶，分 3~5 次饮用。

【功效】平肝泻火，清热解毒。适用于高血压病患者。

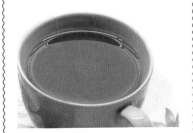

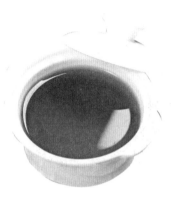

牛膝山楂降压汤

【原料】牛膝 20 克，山楂 30 克，磁石 30 克，夏枯草 30 克，鱼腥草 30 克，夜交藤 30 克，草决明 20 克，石决明 20 克，青葙子 15 克，地龙 10 克。

【制作】磁石、石决明先煎 30 分钟，后放入其余药材水煎，取汁。

【用法】每日 1 剂，分若干次服用。

【功效】祛瘀生新，平肝潜阳。适用于左心室肥厚、阴虚和血脉瘀滞的高血压病患者。

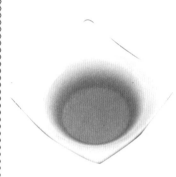

地龙寄生汤

【原料】地龙 10 克，桑寄生 30 克。

【制作】用 500 毫升水煎煮以上 2 味中药，煎成 250 毫升。

【用法】每日 1 剂，分早晚 2 次空腹服用。

【功效】补益肝肾，强筋壮骨。适用于高血压病患者。

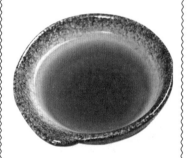

附子山萸饮

【原料】附子 10 克，山萸肉 12 克，泽泻 12 克，桂枝 12 克，山药 15 克，桑螵蛸 15 克，茯苓 15 克，熟地黄 15 克，牛膝 15 克。

【制作】用 2000 毫升水先煎煮附子 30 分钟，再煎煮山萸肉等药，最后加入桂枝煎煮 5 分钟，取汁 400 毫升。

【用法】每日 1 剂，分早晚 2 次服用。

【功效】温补肾阳，养阴活血。适用于高血压病患者。

桑葚双地饮

【原料】黑桑葚 30 克，生地、熟地各 24 克，生龙骨、生牡蛎（先煎）、牛膝、枸杞子、白芍各 15 克，元参 12 克。

【制作】生牡蛎先水煎，后将其余诸药一起水煎，取浓汁 400 毫升。

【用法】每日 1 剂，分 2 次服用。

【功效】养血平肝，安神清脑。适用于高血压病患者。

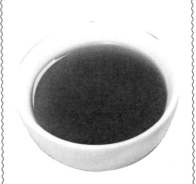

玉竹黄芪汤

【原料】玉竹、黄芪、山药、杜仲、牛膝、山萸肉、鹿角胶、巴戟天、益智仁各 15 克，枸杞子 12 克，龟板胶、熟地黄、桑寄生各 20 克。

【制作】鹿角胶、龟板胶烊化（烊化指将胶类药物放入热水中，或加入少许黄酒蒸化，或放入已煎好的药液中溶化，再倒入其他药液混匀服用），用 1500 毫升水煎煮，取汁 400 毫升

【用法】每日 1 剂，分早晚 2 次服用。

【功效】益气温阳，滋阴利水，养血生肌。适用于高血压病患者。

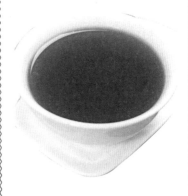

天麻白术半夏汤

【原料】茯苓、钩藤、红枣各 15 克，天麻、白术、法半夏、陈皮各 10 克。

【制作】上述诸药除钩藤外一起水煎，后放入钩藤水煎，取汁 400 毫升。

【用法】每日 1 剂，分 2 次服用。

【功效】祛风化痰，健脾除湿。适用于高血压病患者。

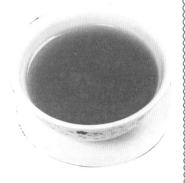

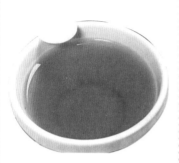

肉桂附子汤

【原料】肉桂末 2 克，熟附子、杜仲、山萸肉、茯苓、枸杞子各 10 克，熟地黄 15 克。

【制作】用 1500 毫升水先煎煮熟附子 30 分钟，再煎煮杜仲等药，取汁 400 毫升。

【用法】每日 1 剂，分早晚 2 次服用，每次服用时冲肉桂末 1 克。

【功效】阴阳双补。适用于高血压病患者。

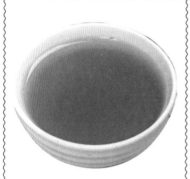

益母草夏枯汤

【原料】益母草 30 克，夏枯草 15 克，龙胆草 8 克，白芍 24 克，炙甘草 8 克。

【制作】上述诸药一起水煎，取汁。

【用法】每日 1 剂，分 2~3 次服用。

【功效】清肝散结，消痰利水。适用于高血压病患者。

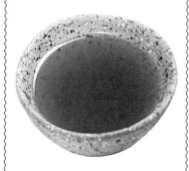

莲葚汤

【原料】莲须 12 克，桑葚子 12 克，旱莲草 12 克，女贞子 12 克，牛膝 15 克，山药 15 克，生牡蛎 30 克，龟板 30 克。

【制作】生牡蛎、龟板先水煎 30 分钟，后放入其余药材水煎，取浓汁 400 毫升。

【用法】每日 1 剂，分 2 次服。

【功效】滋阴潜阳，柔肝补肾，祛火明目。适用于高血压病患者。

荷叶山楂茶

【原料】山楂 30 克，新鲜荷叶 60 克。

【制作】先将新鲜荷叶洗净，切成 2 厘米见方的小荷叶片，备用。再将山楂洗净，切成片，放入砂锅中，加水煎煮半小时，加荷叶片拌匀，再用文火煎煮半小时。

【用法】每日 1 剂，代茶，分 3~5 次饮用。

【功效】清热散瘀，降脂降压。适用于高血压病患者。

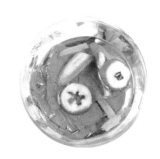

二头茶

【原料】枸杞头 50 克，马兰头 100 克。

【制作】将新鲜枸杞头、马兰头洗净，入砂锅，加水 500 毫升，煎取浓汁 350 毫升。

【用法】代茶频频饮用，每日 1 剂。

【功效】清肝降压，平肝明目。适用于各类高血压病，对高血压病尤为适宜。

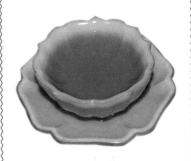

杜仲茶

【原料】杜仲叶、优质绿茶各等份。

【制作】将上述 2 味中药共同研为粗末、混匀，用滤泡纸袋分装，每袋 6 克，封贮于干燥处。

【用法】每天 1~2 次，每次 1 袋，沸水冲泡 15 分钟后趁温服用。

【功效】补肝肾、强筋骨。适用于高血压合并心血管疾病的中老年患者。

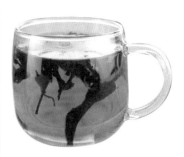

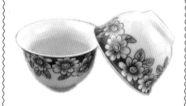

夏枯草枸杞叶茶

【原料】夏枯草 30 克，枸杞叶 60 克，冰糖 10 克。

【制作】先将夏枯草洗净，切碎，备用。再将枸杞叶洗净，切成小段，与夏枯草一起放入砂锅中，加水适量，先用旺火煮沸，再改用文火煎煮 30 分钟，离火，用洁净纱布过滤取汁，加冰糖，溶化后拌匀。

【用法】早、晚餐分别饮用。

【功效】平肝潜阳，清肝泻火。适用于高血压病患者。

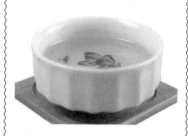

潼白蒺藜茶

【原料】潼蒺藜 30 克，白蒺藜 30 克。

【制作】将以上 2 味同入砂锅中，加水 500 毫升，浓煎取汁 250 毫升。

【用法】代茶频频饮用，每日 1 剂。

【功效】滋补肝肾，平肝降压。适用于高血压病患者。

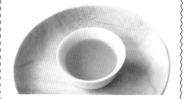

黄芩地龙茶

【原料】黄芩 30 克，地龙 20 克。

【制作】将以上 2 味同入砂锅中，加水适量，煎取浓汁。

【用法】代茶频频饮用，每日 1 剂。

【功效】清热降压。适用于高血压病患者。

钩藤茶

【原料】钩藤 30 克，蜂蜜 5 克。

【制作】将钩藤 30 克洗净，晒干后放入茶杯中，用沸水冲沸加盖闷 15 分钟后，取汁再加入 5 克蜂蜜调匀饮用。

【用法】每天 2 次，早、晚餐分别服用。

【功效】平肝熄风，降压止痉。适用于高血压病患者。

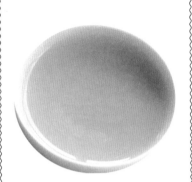

首乌槐角茶

【原料】制何首乌 6 克，槐角 30 克，乌龙茶 3 克。

【制作】将制何首乌、槐角入砂锅，加水适量，煎煮 30 分钟，去渣取汁，用药汁冲泡乌龙茶，加盖闷 15 分钟。

【用法】代茶频饮，每日 1 剂。

【功效】滋补肝肾，降压降脂，减肥乌发。适用于高血压病、高脂血症、动脉粥样硬化、肥胖症。

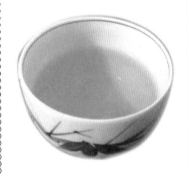

天麻豨莶草茶

【原料】豨莶草 30 克，天麻 15 克。

【制作】将上述 2 味中药放入砂锅中，加水适量，煎取浓汁。

【用法】每天 1 剂，代茶饮用。

【功效】通经活络，平肝降压。适用于高血压病患者。

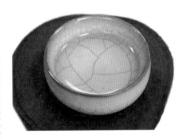